AF306209

GUÉRISON ET CURABILITÉ

DES

MÉNINGITES AIGUËS

PAR

Le Dr Paul GAUTHIER

Ancien Interne lauréat (Prix Bouchet, Médecine 1908)
des Hôpitaux de Lyon.

LYON

A. REY, IMPRIMEUR DE L'UNIVERSITÉ

4, RUE GENTIL, 4

1908

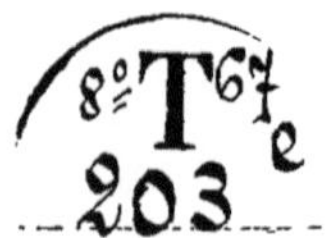

GUÉRISON ET CURABILITÉ

DES MÉNINGITES AIGUËS

DU MÊME AUTEUR

Tuberculose inflammatoire. Tarsalgie des adultes d'origine tuberculeuse (en collaboration avec M. le Dr Léon Thévenot) (*Revue
d'Orthopédie*, 1905, p. 339).

Rhumatisme tuberculeux ankylosant à forme spondylo-rhizomélique
(*Revue d'Orthopédie*, 1905, p. 345).

Rétraction de l'aponévrose palmaire (maladie de Dupuytren) au cours
d'un rhumatisme articulaire aigu tuberculeux. (Communication
à la Société Nationale de Médecine de Lyon, 27 février 1905)
(*Lyon Médical*, t. I, p. 574).

Rhumatisme tuberculeux primitif (*Lyon Médical*, 1905, t. I, p. 713).

Sur un cas de pustule maligne. (Communication à la Société des
Sciences médicales de Lyon, 12 avril 1905 — *Lyon Médical*, 1905
t. I, p. 1173).

Iodurides à forme acnéique et ecthymateuse chez une syphilitique
ancienne (en collaboration avec M. le professeur Nicolas)
(Communication à la Société des Sciences médicales de Lyon,
5 juin 1907 — *Lyon Médical*, 1907, t. II, p. 453).

Sur un cas de sclérodermie en plaques (en collaboration avec M. le
professeur Nicolas) (Société médicale des Hôpitaux de Lyon,
21 mai 1907 — *Lyon Médical*, 1907, t. II, p. 374).

Cuti-réaction et ophtalmo-réaction dans diverses dermatoses d'origine
tuberculeuse ou non (en collaboration avec M. le professeur
Nicolas) (*Annales de dermatologie*, décembre 1907).
Communication à la Société médicale des Hôpitaux de Lyon,
19 novembre 1907 (*Lyon Médical*, 1907, t. II, p. 1138).

Neuromyélite optique (en collaboration avec M. le professeur Lannois)
Communication à la Société médicale des Hôpitaux de Lyon,
17 mars 1908 (*Lyon Médical*, 1908, t. I, p. 1021).

Pneumothorax amenant la régression de lésions pulmonaires tuberculeuses avancées (en collaboration avec M. le professeur Pic)
(Communication à la Société des Sciences médicales de Lyon,
13 mai 1908).

Hématomyélie traumatique (en collaboration avec M. le professeur
A. Pic) (Communication à la Société des Sciences médicales de
Lyon, 27 mai 1908).

Tumeurs cérébrales multiples généralisations d'un cancer du sein
(en collaboration avec M. le professeur A. Pic) (Société des
Sciences médicales, 17 juin 1908).

Sur un cas de sinistrocardie par symphyse pleuro-péricardique et
rétraction du poumon gauche (en collaboration avec M. le
professeur A. Pic) (Société des Sciences médicales de Lyon,
17 juin 1908).

Action du liquide céphalo-rachidien sur quelques bactéries pathogènes (en collaboration avec MM. Launois et Lesieur). Soc. de
Biologie, juillet 1908.

GUÉRISON ET CURABILITÉ

DES

MÉNINGITES AIGUËS

PAR

Le Dr Paul GAUTHIER

Ancien Interne lauréat (Prix Bouchet, Médecine 1908)
des Hôpitaux de Lyon.

———◆———

LYON

A. REY, IMPRIMEUR DE L'UNIVERSITÉ

4, RUE GENTIL, 4

1908

A MON PÈRE ET A MA MÈRE

*En témoignage de reconnaissance et
de profonde affection.*

A NOS MAITRES A LA FACULTÉ

A NOS MAITRES DANS LES HOPITAUX

EXTERNAT

M. le Professeur Rollet.

M, le Professeur Poncet.

M. le Dr Mouisset, médecin des Hôpitaux.

M, le Dr Mollard, médecin des Hôpitaux.

INTERNAT

M. le Professeur Poncet

M. le Professeur Agrégé Paviot, médecin des Hôpitaux.

M. le Professeur Agrégé Villard, chirurgien des Hôpitaux.

M. le Professeur Roque, médecin des Hôpitaux.

M. le Professeur Nicolas, médecin des Hôpitaux.

M. le Professeur Lannois, médecin des Hôpitaux.

M. le Professeur A. Pic, médecin des Hôpitaux.

A Monsieur le Professeur Agrégé Ch. LESIEUR, *médecin des Hôpitaux, qui nous dirigea dans les recherches expérimentales que nous avons faites à propos de ce travail, et à qui nous sommes heureux de pouvoir adresser ici nos remerciements bien sincères.*

AVANT-PROPOS

Un grand nombre de faits de méningites guéries ont été publiés dans ces dernières années. On ne les compte plus, maintenant que la ponction lombaire a permis de restreindre le cadre des fausses méningites et du méningisme, et de faire rentrer dans celui des méningites aiguës une foule de formes atténuées, bénignes, ayant une tendance naturelle vers la guérison.

Mais en même temps la possibilité de poser un diagnostic précis à une époque plus rapprochée du début des accidents a permis des interventions heureuses dans des cas graves : c'est dans ces cas, où la guérison a été obtenue grâce aux moyens thérapeutiques mis en œuvre, qu'il convient de parler de curabilité au sens véritable de ce mot.

Les méningites aiguës au point de vue de leur guérison et de leur curabilité se divisent en deux groupes bien distincts : d'une part les méningites aiguës non tuberculeuses, et d'autre part la méningite tuberculeuse. Nous les étudierons successivement.

Mais nous ferons précéder cette étude de l'exposé des recherches expérimentales que nous avons faites en collaboration avec M. le professeur M. Lannois et M. le professeur agrégé Ch. Lesieur, sur l'action du liquide céphalo-rachidien sur les diverses bactéries. Certains auteurs avaient voulu, en effet, baser le processus de guérison des méningites sur une action bactéricide du liquide céphalo-rachidien.

GUÉRISON ET CURABILITÉ
DES MÉNINGITES AIGUËS

INTRODUCTION

Jansen, au congrès de Moscou (1897), Concetti, au congrès de Paris (1900), ont parlé les premiers, pour expliquer la production des méningites bénignes et en particulier des méningites séreuses, d'une action bactéricide du liquide céphalo-rachidien. Cette action bactéricide expliquerait, en même temps que la bénignité de certaines méningites, ce fait que dans les maladies infectieuses ou dans les infections expérimentales les localisations au système nerveux sont très rares par rapport aux autres localisations.

Concetti avait été amené à cette opinion à la suite de ses recherches expérimentales « Le streptocoque pyogène, le staphylocoque blanc et doré, le diplocoque de Frankel, le bacterium coli commune, ensemencés en liquide cérébro-spinal ou dans le bouillon mêlé en diverses proportions à ce liquide, *montrent une moindre vitalité et aussi une moindre virulence*, qui s'affirme soit par le retard de la mort ou la survie des animaux, soit par des lésions anatomo-pathologiques moins intenses. » Il est arrivé à des conclusions analogues pour le diplocoque de Weichselbaum qu'il a

étudié spécialement à cet égard avec son élève Longo.
Il cite le fait suivant à l'appui : un méningocoque
isolé d'une très grave méningite cérébro-spinale mon-
trait un développement considérable sur l'agar, la gélatine, le bouillon à la température ordinaire ; au contraire, ensemencé dans le liquide céphalo-rachidien,
il ne s'y développe que très difficilement et seulement
après cinq jours de thermostat il donne un léger dépôt
au fond du tube ; ensemencé ensuite sur d'autres milieux de culture, le développement apparut très faible
sur l'agar et manqua dans la gélatine et le bouillon
à 18 degrés.

Les résultats des expériences de Concetti furent
admises sans conteste par la majorité des auteurs et
ses conclusions devinrent classiques. Dans tous les
articles didactiques, dans tous les mémoires ayant trait
à la question des méningites bénignes, on considéra
comme démontré le pouvoir bactéricide du liquide
céphalo-rachidien.

En 1906, Allaria dans un travail important reprit
les expériences de Concetti et arriva à des conclusions totalement opposées. Dans aucune de ses expériences le liquide céphalo-rachidien n'atténua la virulence du bacille diphtérique, du staphylocoque doré,
du bacille du charbon ; au contraire, les bacilles cultivés en sa présence se sont montrés un peu plus virulents que ceux cultivés dans le bouillon additionné de
solution physiologique de sel. Dans les mêmes conditions, le bacille charbonneux avait une tendance médiocre à former des spores, ce qui montre bien qu'un
tel milieu n'est pas contraire à sa vie normale. Et

Allaria conclut que *le liquide céphalo-rachidien se comporte en présence des bactéries peut-être comme les liquides capables d'exalter la virulence et que tout au moins il ne possède aucune propriété empêchante.*

En présence des conclusions diamétralement opposées de Concetti et d'Allaria, nous avons cru bon de reprendre à notre tour les mêmes expériences.

Nous avons utilisé, pour celles-ci, du liquide céphalo-rachidien recueilli avec une asepsie absolue — la stérilité de tous les échantillons fut d'ailleurs éprouvée à l'étuve à 37 degrés pendant vingt-quatre heures. Le liquide employé provenait de malades atteints d'affections chroniques du système nerveux : tabes, paralysie générale, etc., et présentait d'une façon générale une leucocytose nulle ou extrêmement peu accusée (quelques lymphocytes, cinq à six par champ de microscope).

Nos expériences ont porté sur deux points : 1º les modifications de la végétabilité des microbes en présence du liquide céphalo-rachidien ; 2º les modifications de la virulence dans les mêmes conditions.

I. **Végétabilité**. — Pour étudier celle-ci nous avons employé dans une première série d'expériences des dilutions de liquide céphalo-rachidien dans le bouillon à doses progressivement variables, ainsi que du liquide céphalo-rachidien et du bouillon purs. C'est ainsi que nous mettions X gouttes de liquide céphalo-rachidien dans un premier tube homéopathique, VIII gouttes additionnées de II gouttes de bouillon dans un second, VI+ IV dans un troisième, et ainsi de suite jusqu'au dernier tube où nous mettions X gouttes de bouillon pur. Dans chaque tube était ensemencée une goutte, de volume égal, d'une culture homogène; et le tout était porté à l'étuve à 37 degrés.

Nos recherches ont porté sur le bacille d'Eberth (deux échantillons), le coli-bacille, le bacille du charbon, le bacille de la diphtérie, le bacille pyocyanique, le bacille du choléra, un bacille dysentérique de Vaillard et Dopter, le streptocoque et le staphylocoque doré.

D'une façon générale les cultures furent positives dans tous les tubes au bout de vingt-quatre heures.

Mais on put noter dès l'*examen macroscopique* certaines particularités d'aspect des cultures en liquide céphalo-rachidien pur et à la dilution 8 + 2 (pour les autres dilutions l'apparence était uniforme). C'est d'abord une abondance beaucoup moindre, un trouble ou un dépôt moins marqués ; de plus, on constata que les cultures de choléra et de coli-bacille ne présentaient pas de voile, alors que celui-ci était très net sur les tubes de bouillon. Mais ce qui attira surtout notre attention, c'est la tendance que présentèrent les cultures de quelques microbes à s'agglutiner, à prendre un aspect grumeleux ou floconneux : ceci fut surtout manifeste pour la diphtérie, le staphylocoque aureus et le charbon.

A l'examen microscopique, on retrouve des caractères correspondants : en général, microbes beaucoup moins nombreux, tendance au groupement par petits amas agglutinés. Nous n'avons pas vu de formes d'involution ; le bacille d'Eberth s'est seulement montré plus grêle, moins mobile, le bacille dysentérique plus court, souvent renflé à ses extrémités, moins mobile aussi. Pour ce qui est de l'aptitude à prendre les matières colorantes, on a seulement constaté que, d'une manière générale, les microbes cultivés en liquide céphalo-rachidien pur demeureraient plus pâles.

Nous avons étudié spécialement les cultures de charbon au point de vue de la formation de spores — lesquelles auraient traduit un état de souffrance du microbe — et nous n'avons pas pu en déceler (constatation qu'Allaria avait déjà faite) : il existait seulement quelques bacilles renflés à leurs extrémités (mais on en trouvait aussi bien dans les cultures en bouillon).

Les diverses modifications que nous venons d'énumérer ont pu être contrôlées plusieurs fois dans des expériences successives. Nous avons recherché alors si ces modifications correspondaient à une difficulté de la végétabilité, en rapport avec la pauvreté du milieu nutritif, ou s'il y avait vraiment une atteinte de la vitalité du microbe.

Pour élucider ce point, nous avons eu recours aux *passages successifs* en liquide céphalo-rachidien pur, et nous nous sommes adressés aux microbes qui nous avaient semblé présenter les modifications culturales les plus manifestes (diphtérie, charbon, staphylocoque aureus, Eberth et choléra).

Les résultats ont été variables suivant les cas. Pour le charbon, le choléra et le staphylocoque, les passages successifs n'ont pas amené la stérilisation de la culture : le nombre des passages a varié de six à huit (les

cultures étaient réensemencées tous les quatre jours).
Pour chacun de ces microbes on put croire à un
moment donné (3e à 5e passage) que la culture était
négative ; en réalité, elle était seulement inappréciable
à l'œil nu et il suffisait de la réensemencer en bouillon
pour avoir de nouveau une culture extrêmement abondante : il n'y avait donc pas eu d'action bactéricide.
De tels faits peuvent s'expliquer simplement par la
pauvreté du milieu en matériaux nutritifs ; à chaque
passage la quantité de microbes ensemencés (comprise
dans une goutte de culture) s'amoindrit progressivement.

Les bacilles d'Eberth nous ont donné des résultats
discordants. Dans une expérience, la culture fut
négative au cinquième passage : réensemencée en
bouillon, elle ne donna rien. Par contre, dans une
autre expérience, la culture était encore nettement
positive au septième passage. Il y a donc des variations
suivant les échantillons employés.

Pour la diphtérie, la destruction semble être constante et assez rapide. Nous avons vu nos réensemen-
cements devenir négatifs une fois au quatrième passage,
une autre fois au second. Ces deux cultures reprises
en bouillon et mises à l'étude donnèrent un résultat
négatif même au bout de quarante-huit heures.

Nous concluons donc de nos recherches sur la
végétabilité que, pour la plupart des microbes, le
liquide céphalo-rachidien constitue seulement un
milieu de culture très pauvre, mais nullement bactéricide. Seul — parmi ceux que nous avons pu étudier —
le bacille de la diphtérie semble s'atténuer rapidement

et finalement mourir dans le liquide cérébro-spinal d'une façon constante. Quant au bacille d'Eberth, le résultat est variable avec les divers échantillons employés, dont la résistance est probablement différente. Tantôt il y a destruction, tantôt les passages successifs sont indéfiniment positifs.

II. **Virulence.** — Pour rechercher les modifications de la virulence, nous nous sommes adressé, d'une part, au bacille du charbon — qui pousse si facilement en liquide céphalo-rachidien — et, d'autre part, au bacille diphtérique — qui, lui, s'y détruit si vite.

A. *Charbon.* — Voici la technique que nous avons employée :

1° On ensemence une goutte d'une culture de charbon de virulence déterminée :

a) En liquide céphalo-rachidien ;

b) En bouillon.

2° On ensemence une goutte d'une culture charbonneuse entretenue en liquide céphalo-rachidien (au 7e passage) :

c) En bouillon.

On met le tout à l'étuve. Au bout de vingt-quatre heures, toutes les cultures sont très nettement positives. On inocule sous la peau à des cobayes de même poids (environ 300 grammes) un centimètre cube de chacune d'elles *(a, b, c)*.

Les trois cobayes moururent à peu près en même temps (48-50 heures après l'inoculation) ; le premier mort fut celui qui avait été inoculé avec la culture en liquide céphalo-rachidien *(a).*

Chez tous trois, l'examen microscopique de la rate montra une énorme quantité de bacilles du charbon.

B. *Diphtérie.* — Tout différents furent les résultats obtenus avec le bacille diphtérique. Nous fîmes pour celui-ci *trois expériences* absolument concordantes quant à leur résultat.

On ensemence une goutte d'une culture virulente dans du bouillon, et une seconde dans le liquide céphalo-rachidien. On met à l'étuve. Au bout de vingt-quatre heures, les deux cultures sont positives et on en inocule un centimètre cube à deux cobayes. Le lendemain, le cobaye inoculé avec la culture en bouillon est mort et l'on trouve à l'autopsie les lésions habituelles : pleurésie, congestion des capsules surrénales. Le cobaye inoculé avec la culture en liquide céphalo-rachidien survit et présente tout au plus un léger malaise, très éphémère, le lendemain.

Dans une *quatrième expérience*, nous avons pris des quantités égales de liquide céphalo-rachidien, d'eau distillée et de bouillon et l'on ajouta dans chaque ballon une dose uniforme de la culture primitive de diphtérie (cinq gouttes pour dix centimètres cubes).

Mis à l'étuve pendant vingt-quatre heures, le bouillon a donné une culture très positive ; le liquide céphalo-rachidien est nettement trouble ; dans l'eau on retrouve seulement la dose de culture initiale rassemblée au fond du ballon. Trois cobayes sont inoculés. Seul le cobaye inoculé avec la culture en bouillon succomba.

Une *cinquième expérience* nous a montré que le simple contact *in vitro* du liquide céphalo-rachidien et du bacille diphtérique n'a pas la même action bactéricide que la culture faite directement dans ce liquide, comme dans nos expériences précédentes

Ainsi, tandis qu'un tiers de centimètre cube de culture pure en bouillon tue le cobaye, sous la peau, en vingt-quatre heures, avec lésions généralisées, la même dose (après vingt-quatre heures de contact à 20 degrés avec deux tiers de centimètre cube de liquide céphalo-rachidien) tue, dans les mêmes conditions, en trente-six heures avec lésions plus limitées.

Résumé et conclusions. — Certains auteurs ont prétendu que le liquide céphalo-rachidien avait une propriété bactéricide (Jansen, Concetti), d'autres au contraire qu'il était favorisant (Allaria). Cette discordance nous a engagé à entreprendre des expériences analogues et de ces expériences il résulte que :

1° La plupart des microbes (streptocoque, pyo-cyanique, coli-bacille, choléra, charbon, dysenterie, staphylocoque doré) peuvent se développer dans le liquide céphalo-rachidien, moins bien que dans du bouillon très nutritif, mais beaucoup mieux que dans l'eau distillée : ce qui prouve bien que ce liquide n'est pas bactéricide dans la grande majorité des cas ;

2° Cependant, la morphologie de certaines espèces est influencée par le développement dans ce milieu : la modification la plus fréquente consiste en l'apparence granuleuse de ces cultures (charbon, staphylocoque, diphtérie) ;

3° De plus, au point de vue de la végétabilité le liquide céphalo-rachidien semble avoir une action empêchante, atténuante, bactéricide sur certaines espèces microbiennes (diphtérie) et sur certains échantillons d'une même espèce (Eberth) ;

4° Au point de vue de la virulence expérimentale, nous avons vu le liquide céphalo-rachidien rendre inactif le bacille diphtérique qui pourtant s'y développait.

Somme toute, ce liquide a une action variable, tantôt nulle, tantôt simplement modificatrice et atténuante, tantôt, mais exceptionnellement, empêchante et même vraiment bactéricide, suivant les microorganismes.

PREMIÈRE PARTIE

MÉNINGITES AIGUËS NON TUBERCULEUSES

———

CHAPITRE PREMIER

GÉNÉRALITÉS

La possibilité de la guérison des méningites aiguës fut longtemps admise sans conteste ; les médecins du commencement du siècle dernier (Broussais, Boudin, etc.) en décrivaient les séquelles : on trouve des observations de troubles sensoriels, d'hémiplégie, d'hydrocéphalie post-méningitiques.

Mais peu à peu se fit jour l'idée des fausses méningites, parmi lesquelles on tendit de plus en plus à ranger les manifestations méningées terminées par la guérison. Déjà en 1839, Guersent, dans son article du *Dictionnaire* en trente volumes, parlant de quelques faits de méningite avec abattement, somnolence, convulsions chez des enfants atteints d'entérite chronique et de pneumonie, ajoutait que les symptômes cérébraux « pouvaient tout aussi bien appartenir à *une simple réaction sympathique de la maladie gastro-intestinale et pulmonaire sur le cerveau* qu'à la lésion matérielle des méninges ». Mais c'est surtout Bouchut,

qui, en 1866, développa cette conception, la précisa et
créa le mot de *pseudo-méningites ;* citant deux cas, où
il avait observé de la somnolence, de la constipation et
des vomissements, de la céphalée avec crises hydrencéphaliques, et terminée par la guérison, il dit nettement : « *la guérison est une raison et des meilleures
pour croire qu'il n'y avait là qu'une pseudo-méningite.* » Quant à la nature de ces pseudo-méningites,
Bouchut écrit : « Il n'y a de différence entre la vraie et
la fausse méningite qu'une question de degré. Les
symptômes du début sont les mêmes... et cela se comprend puisque la congestion méningée est le point de
départ des accidents dans l'un et l'autre cas. Seulement, dans la fausse méningite, la congestion s'arrête et cesse de troubler les fonctions de l'encéphale ;
tandis que, dans la méningite vraie, à la congestion
succède l'épanchement ventriculaire et la suppuration
des membranes avec ramollissement cérébral superficiel. » Mais si l'une s'arrête à ce premier stade de
congestion, c'est que c'est « une maladie réflexe de
l'encéphale » et l'auteur range les causes qui peuvent la
produire en quatre groupes :

1° Pseudo-méningite utérine et chlorotique;

2° Pseudo-méningite intestinale et vermineuse ;

3° Pseudo-méningite gastrique ;

4° Pseudo-méningite tonsillaire et des maladies
aiguës.

A mesure que l'on s'habituait à cette idée des pseudo-
méningites, on était entraîné de plus en plus à considérer comme suspects les cas de méningite suivis de
guérison. C'est en 1894 que cette doctrine eut son

plein épanouissement avec la création du mot nouveau de *méningisme* : Dupré, au Congrès de Lyon, proposa ce mot « pour désigner la souffrance de l'ensemble des zones méningo-corticales, indépendante de toute altération anatomo-pathologique durable », le rapprochant ainsi du péritonisme de Gubler. Sans vouloir tirer de conclusions physiologiques ou anatomo-pathologiques, il émet une seule hypothèse, celle de l'origine toxique et de la nature hystérique des accidents, faisant ainsi du méningisme une forme de l'hystérie toxique.

Le méningisme n'avait d'ailleurs aucune caractéristique clinique et pouvait rappeler le tableau de la plus classique des méningites ou se limiter à quelques signes plus ou moins frustes. Il pouvait se produire dans les circonstances les plus diverses, tout d'abord au cours de toutes les maladies infectieuses; et l'on décrivait en méningisme grippal, un méningisme typhique, un méningisme pneumonique, etc., au cours de la dentition, de l'helminthiase et enfin il y avait un méningisme purement hystérique. Mais à tous ces faits disparates il y avait un lien commun : la guérison; le terme de méningisme s'appliquait essentiellement, en effet, aux cas qui guérissent : c'est même cette « guérison qui constitue l'élément tardif mais décisif du diagnostic ».

Le succès de la conception de Dupré fut très grand; et désormais on désigna par ce mot nouveau et si vague, embrassant tout et dispensant de différencier, toutes les manifestations méningées curables. Au règne du méningisme correspondit la négation de la curabilité des méningites vraies.

Sans doute quelques auteurs et en particulier Gilles
de la Tourette essayèrent bien de démontrer ce qu'une
semblable manière de voir contenait d'exagération et
même d'illogisme. Pochon, dans sa thèse, fit une étude
critique du méningisme et tâcha d'en tracer les limites
et d'en restreindre le champ. Il montra qu'il convenait
de réserver le mot de méningisme à quelques faits
particuliers et relativement rares, où les symptômes
méningés sont d'ordre purement nerveux, tels que
ceux que l'on peut observer chez des sujets prédisposés, au cours de l'helminthiase par exemple, ou bien
à la suite de certains traumatismes, des émotions et en
particulier de la vue d'un sujet atteint de méningite.
C'était réduire les limites du méningisme à celles du
seul méningisme hystérique. Par contre, pour les manifestations méningées au cours des maladies infectieuses, il lui sembla logique de les attribuer à une infection inflammatoire directe des méninges, c'est-à-dire
à une méningite réelle quoique bénigne et non pas à
une problématique action réflexe.

Mais il fallait d'autres preuves que ces conditions
d'ordre purement logique pour établir définitivement
l'existence de ces méningites vraies et curables.
Cette preuve fut apportée par la ponction lombaire de
Quincke. La ponction lombaire permet, en effet, une
véritable biopsie par l'examen du liquide céphalo-rachidien. Grâce à elle et depuis la communication de
Netter à la Société médicale des Hôpitaux, en 1898,
rapportant plusieurs cas de méningite authentique ter-
minés par la guérison, la curabilité des méningites fut

rapidement établie, car désormais on était à l'abri de l'objection du méningisme.

La ponction lombaire a pris aujourd'hui une immense importance, importance à la fois diagnostique, pronostique et thérapeutique. Nous l'étudierons donc tout d'abord.

LA PONCTION LOMBAIRE. — EXAMEN DU LIQUIDE CÉPHALO-RACHIDIEN. — SA VALEUR DIAGNOSTIQUE

Nous n'insisterons pas sur la technique de la ponction lombaire : elle est d'une pratique assez courante aujourd'hui pour qu'il soit inutile d'y revenir ici.

Nous passerons très rapidement sur l'étude des caractères du liquide céphalo-rachidien normal. Nous rappellerons seulement en quelques mots les propriétés dont les variations pathologiques ont une importance pour le diagnostic des méningites.

On sait que, normalement, le liquide céphalo-rachidien est clair et limpide comme de l'eau de roche. Sa densité est voisine de 1005. Son point cryoscopique varie de — 0°76 à — 0°56 : le liquide céphalo-rachidien est donc hypertonique par rapport au sérum sanguin dont le point est à — 0°56.

Quant à sa composition chimique, voici une analyse de M. Hugounenq :

Eau	98,97	pour 100.
Résidu fixe	1,03	—
Albumine	0,08	—
Substances extractives	0,96	—
Sels	0,96	—

On sait que, normalement, le liquide cérébro spinal ne contient pas de fibrinogène. On a vu que d'après Hugounenq, il contient 0,08 pour 100 d'albumine. Les résultats obtenus par les différents auteurs sont assez variables à ce point de vue : Concetti évalue cette quantité à 0,15 pour 1.000, Freyhan à 0.50, Lassaigne à 0,88, Robin et Marchand enfin à 1,10.

De plus, il existe dans le liquide céphalo-rachidien une substance réductrice, qui n'est pas de la pyrocatéchine mais bien du glucose, ainsi que l'ont bien démontré MM. Lannois et Boulud.

Ces auteurs évaluent la quantité du sucre à 0,40 ou 0,50 par litre.

Telles sont normalement les propriétés physiques et chimiques du liquide céphalo-rachidien. On a décrit au cours des méningites des variations de chacune d'elles. C'est d'abord l'aspect du liquide, qui, au lieu de rester limpide, peut devenir franchement purulent ou simplement louche ou prendre encore une coloration jaunâtre. Dans les méningites aiguës le point cryoscopique s'élève et Δ atteint — $0°60$ à — $0°49$; on peut observer de l'hypotonie.

La quantité de sucre diminue nettement; Sicard attache même une grande valeur à cette hypoglycose; pour lui « un syndrome méningé s'accompagnant d'hypoglycose à un taux égal ou à plus forte raison inférieur à 25 centigrammes appartient à la méningite vraie ; un tel syndrome évoluant avec une glycose rachidienne normale ne correspond plus à la méningite vraie, mais au méningisme. » On peut même noter la disparition complète du sucre comme dans deux cas de méningite suppurée d'origine otique rapportés par Chavasse et Mahu.

Il se produit inversement une augmentation de la quantité d'albumine. Ce fait est très important et, bien constaté, même en l'absence d'autres modifications, permet d'affirmer l'existence d'une irritation méningée. Cette quantité peut atteindre 2 et 5 grammes par litre comme dans les cas de Renou et Tixier.

De plus, nous avons signalé l'absence de fibrinogène dans le liquide normal. La formation d'un coagulum fibrineux sera donc encore un fait d'une haute importance (J. Lépine).

Mais à l'heure actuelle, c'est l'examen cytologique et l'examen bactériologique qui offrent le plus d'intérêt pour le diagnostic.

Le cyto-diagnostic a surtout été étudié en France par Widal, Sicard et Ravaut. Ces auteurs ont bien établi que le liquide céphalo-rachidien normal ne contient pas d'éléments cellulaires, c'est à peine si l'on arrive à découvrir un ou deux lymphocytes en parcourant une préparation. La présence de leucocytes est donc certainement un phénomène pathologique, témoignant d'une réaction méningée indubitable. Et, lorsque, au cours d'un syndrome clinique méningé, on trouve de la leucocytose du liquide céphalo-rachidien. on peut affirmer qu'on se trouve en présence de phénomènes dus à une irritation directe des méninges et éliminer par conséquent à coup sûr le méningisme.

Cette leucocytose peut se manifester à des degrés et sous des formes extrêmement variables. Tantôt elle est peu abondante, discrète, surtout ou même exclusivement lymphocytaire, se rencontre dans un liquide apparemment normal et demande pour être décelée une centrifugation soigneuse. Tantôt le liquide prenant un aspect plus ou moins puriforme, elle devient pour ainsi dire massive et l'on trouve des quantités considérables de polynucléaires intacts ou déformés ou de globules de pus.

A côté de l'examen cytologique, prend place l'examen bactériologique. Celui-ci a donné lieu à des résultats variables et sur l'interprétation desquels nous aurons à revenir ultérieurement. Qu'il nous suffise de rappeler pour le moment qu'un grand nombre de microbes ont pu être rencontrés dans le liquide céphalo-rachidien : le bacille d'Eberth (Fernet, Troisier et Sicard, Hugot, Fernet et Lacapère, etc...), le coli-bacille (Chantemesse, Widal et Legry, Lyonnet), le bacille de Pfeiffer (Pfühl et Walter, Martin), le staphylocoque (Netter, Josias et Netter, Antony), le streptocoque (Netter, Rendu), enfin, très fréquemment, le pneumocoque de Talamon, la méningocoque de Weichselbaum.

Nous venons de passer en revue les divers renseignements que procure l'examen du liquide céphalo-rachidien. Quelle valeur diagnostique convient-il de leur accorder ? Les avis des auteurs sont très partagés sur ce point. Alors que certains, comme Leutert pensent que l'aspect simplement louche du liquide, même en l'absence de réaction leucocytaire, suffit pour affirmer l'existence de la méningite, ou, comme Braunstein, se contentent de la présence de polynucléaires dans un liquide trouble ; d'autres, comme Schulze, ne veulent admettre comme significatifs que les résultats positifs de l'examen bactériologique. Voss, va plus loin et soutient que même quand on constate la présence de polynucléaires et de microbes on n'est pas en droit d'affirmer l'existence d'une méningite. Il put en effet faire cette constatation au cours d'une thrombo-phlébite des sinus, sans méningite : les bactéries passaient directement du sang dans les espaces sous-arachnoïdiens. Il suppose aussi que des microbes peuvent apparaître dans le liquide céphalo-rachidien au cours d'une infection générale et sans méningite. Pour lui, « la présence de bactéries ne serait pas forcément synonyme d'infection de la cavité arachnoïdienne, ces bactéries peuvent n'être pas autochtones, parvenir par exemple d'un abcès de voisinage et avoir perdu le degré de virulence indispensable pour infecter leur nouveau milieu, en sorte que l'ouverture opératoire ou *post mortem* révèle cet état paradoxal d'un liquide chargé de bactéries baignant des méninges intactes. »

Inversement, on a pu retirer par ponction lombaire un liquide complètement normal alors que les méninges craniennes étaient couvertes de pus (Hutinel).

De pareils faits ne peuvent s'expliquer que par une interruption des communications entre les espaces encéphaliques et rachidiens. A ce point de vue l'observation de Courtois-Suffit et Beaufumé nous semble très intéressante.

OBSERVATION I

Lymphocytose du liquide céphalo-rachidien coïncidant
avec une méningite suppurée cranienne.

Homme de vingt-sept ans, présentant des symptômes de méningite aiguë, et présentant en même temps une éruption papuleuse secondaire. On fait une ponction lombaire qui révèle une lymphocytose pure : on pense qu'il s'agit d'une méningite syphilitique. Le malade meurt. Il s'était produit un érysipèle de la face deux jours avant la mort.

A l'autopsie, on constate une méningite suppurée. L'examen du pus montre des polynucléaires et des chaînettes de streptocoques.

Les méninges rachidiennes sont remarquablement saines.

Il faut donc bien admettre pour expliquer un fait semblable, qu'il y avait indépendance du liquide cranien et du liquide rachidien. Ces cas sont très rares. On peut rappeler celui d'Achard et Laubry (*Gazette hebdomadaire de médecine et de chirurgie*, 1902) où la ponction lombaire au cours d'une méningite suppurée post-pneumonique donna un liquide absolument indemne ; Laignel-Lavastine (*in* Milian, *le Liquide Céphalo-rachidien*), a vu des suppurations craniennes chez des paralytiques généraux, n'entraîner aucune modification du liquide rachidien ; Milian, enfin, a signalé des faits, à propos de fractures du crâne, où le liquide cranien était certainement infecté, tandis que le liquide rachidien recueilli par ponction lombaire restait complètement stérile.

Quand à la lymphocytose rachidienne constatée dans les cas particuliers de Courtois-Suffit et Beaufumé, il est probable qu'il convient de la rattacher à l'infection syphilitique qui était en pleine évolution chez le sujet observé par ces auteurs.

On voit donc qu'il est quelques faits, où la ponction lombaire reste en défaut : ceux-ci toutefois ne constituent que de curieuses exceptions et l'examen du liquide

céphalo-rachidien n'en conserve pas moins une valeur
diagnostique indéniable surtout au point de vue qui
nous occupe et qui est l'exclusion du méningisme : on
peut en effet considérer comme établi que ce dernier ne
saurait être envisagé toutes les fois que le liquide cérébro-spinal présente une des modifications pathologiques
que nous venons de passer en revue. Et c'est en rédui-
sant ainsi à ses justes limites le champ du méningisme,
qui ne comprend plus que les phénomènes méningéti-
formes de nature hystérique ou réflexe, que l'on est
arrivé à la notion des méningites bénignes. Mais il faut
bien reconnaître que l'on a donné au sens du mot
méningite une extension de plus en plus grande, qu'on
a groupé, en se basant sur les données de la ponction
lombaire, des faits en apparence très différents, dont
il convient d'établir maintenant les relations réci-
proques.

MÉNINGITES ET RÉACTIONS MÉNINGÉES

La première distinction qui fut faite, fut celle des
méningites séreuses et des méningites purulentes. A
côté des méningites suppurées classiques, Quincke, le
premier en 1893, établit le groupe des méningites
séreuses. Celles-ci furent étudiées maintes fois depuis
cette époque, en particulier par Jansen (Congrès de
Moscou) et par Concetti. Hutinel leur a consacré un
chapitre dans son article didactique du *Traité de Médecine et de Thérapeutique.*

Méningites séreuses. — On réserve le nom de

méningites séreuses aux cas où, l'exsudat au lieu d'être purulent ou séro-purulent, comme dans la méningite aiguë commune, est simplement séro-fibrineux. Jansen, et tous les auteurs les ont comparées aux pleurésies et aux péricardites séro-fibrineuses. Dans ces cas, le liquide céphalo-rachidien diffère peu en apparence du liquide normal : mais il est en hypertension, sort souvent en jet au moment de la ponction ; parfois, légèrement louche, il peut être seulement un peu jaunâtre ou même clair et limpide ; de plus, si on l'abandonne dans le tube, où il a été recueilli, on voit qu'il se forme un coagulum fibrineux. Si l'on fait l'examen chimique, on s'aperçoit qu'il contient une quantité exagérée d'albumine. L'examen cytologique révèle la présence de leucocytes en nombre appréciable.

Mais, où commence la discussion, c'est sur le point de savoir si l'on trouve des microorganismes dans le liquide. Concetti, conclut nettement dans son rapport qu'il faut *réserver le nom de méningites séreuses aux seules méningites toxiques et amicrobiennes.*

Jansen, les considère comme des infections atténuées. On a pu y déceler les mêmes microbes que dans les méningites suppurées ; Hutinel et Levi-Sirugue, Achard et Laubry, ont trouvé le pneumocoque, Nobécourt et Delestre, le streptocoque, Pfühl et Walter, le bacille de Pfeiffer, Boden, Burne, le bacille d'Eberth.

Ce qui prouve bien encore que ces méningites séreuses peuvent être bactériennes au même titre que les méningites purulentes, c'est que l'on a pu suivre la transformation de l'une dans l'autre. A ce point de vue les cas suivants de Jansen, sont des plus intéressants.

OBSERVATION II
(Jansen, Congrès de Moscou, 1897.)

Méningite séreuse devenue séro-purulente
Retour à la forme séreuse.

Ouvrier, trente-neuf ans, otite chronique moyenne fétide, depuis deux jours atteint de frissons et de céphalée. Le lendemain, raideur de la nuque déjà accentuée. Le jour d'entrée, douleurs occipitales et vomissements. Déjà il y a quelques semaines, avait eu de la céphalée pendant plusieurs jours.

L'état était le suivant : Raideur de la nuque absolue, signe de Kernig faible, forte enflure de la paroi postéro-supérieure du conduit auditif. P. $= 84$, T. $= 37°5$, sensorium intact.

Au cours de l'opération entreprise aussitôt, cholestéatome. A l'ouverture de la fosse postérieure du crâne, se montraient de légers tractus fibrineux sur la paroi du sinus fortement pulsatile. La dure-mère ne battait pas. Une triple ponction reste négative. Après mise à nu de la face antérieure du cervelet, la ponction de celui-ci reste négative. De l'orifice de la ponction s'écoule une quantité de liquide céphalo-rachidien clair. Après l'opération T. $= 39$ degrés.

La température monta ainsi lentement à 40 degrés dans l'espace de trois jours, pour redescendre aussi lentement à 37 degrés.

Rejet de la tête en arrière, signe de Kernig, douleurs lombaires intenses qui empêchent le malade de s'asseoir, de se tenir debout ou couché. Constipation, miction difficile et longue, ténesme vésical presque constant.

Par la ponction lombaire, on extrait 25 centimètres cubes de sérosité trouble purulente. La nuque et la colonne vertébrale sont absolument raides. Grande difficulté de la miction. Une seconde ponction donne le même résultat, une sérosité trouble, purulente, s'écoule en abondance. Les globules de pus contiennent des diplocoques, les cultures ne réussissent pas.

Une troisième ponction ne produit aucun changement,

Onze jours après, légère amélioration de la raideur de la nuque et de la miction.

Une quatrième ponction lombaire donna alors de la sérosité claire. Après la ponction, apparaissent de violentes douleurs dans les jambes durant plusieurs heures ; graduellement, ces douleurs diminuent, la nuque perd de la raideur ; mais alors s'installe une paralysie des deux membres inférieurs en même temps qu'une paralysie du rectum et de la vessie.

OBSERVATION III
(Jansen, Congrès de Moscou, 1897.)

Méningite séreuse en voie de transformation purulente.

Empyème aigu de la mastoïde opéré. Au cours de la guérison opératoire, seize jours avant le suicide du patient, se déclarent des douleurs torturantes. Nuit sans sommeil, fièvre. Douleurs frontales et auriculaires gauches ; douleurs dans les genoux, signe de Kernig, nausées. P. $= 56$ à 68, T. $= 38°5$ à $39°7$. Pendant que les nausées disparaissent et que le sensorium reste intact, les autres symptômes augmentent, deviennent intolérables. La station debout réveille des douleurs dans les lombes. Suicide du patient.

L'autopsie révèle un fort œdème arachnoïdien étalé à la base du cerveau et une infiltration séro-purulente très faible de l'espace sous-arachnoïdien depuis le pont de Varole jusque dans le canal médullaire.

Ces deux cas prouvent bien qu'il n'y a aucune différence de nature entre la méningite séreuse et la méningite purulente : c'est affaire de degré. Il y a entre elles le même rapport qui existe entre la pleurésie séro-fibrineuse par exemple et la pleurésie purulente.

Mais à côté de ces méningites séreuses bactériennes,

dont Concetti admet bien l'existence, il en est d'autres où toutes les méthodes restent impuissantes à déceler aucun germe. C'est à ces méningites amicrobiennes seules que Concetti voudrait réserver le nom de méningites séreuses et pour appuyer cette conception il ajoute : « Aussi dans les formes bactériennes on peut avoir un exsudat limpide ; mais cette propriété n'est pas constante, *tandis que dans les formes toxiques (amicrobiennes) je n'ai jamais rencontré ni purulence, ni trouble de l'exsudat.* » Or, ainsi que l'a récemment démontré Widal, la purulence n'est pas plus la caractéristique des méningites septiques, bactériennes, que la limpidité n'est l'apanage des formes toxiques et aseptiques. Cette opposition des méningites séreuses et des méningites purulentes, avec la signification qu'y attachait Concetti, ne saurait donc être maintenue en aucune façon. La seule distinction qu'il y ait lieu d'établir est celle de méningites bactériennes et de méningites amicrobiennes ou aseptiques : et, peut-être, les premières seules devraient-elles garder le nom de méningites, alors qu'il vaudrait peut-être mieux désigner les secondes sous le nom de réactions méningées ou d'états méningés.

Réactions méningées. — Ces réactions méningées aseptiques ont été remises à l'ordre du jour a la suite de la communication de Widal à l'Académie de médecine. Cet auteur a attiré l'attention sur un caractère cytologique très important du liquide retiré par ponction lombaire dans ces cas : c'est l'intégrité absolue des polynucléaires ; la cellule ne présente pas la moindre déformation, le noyau a gardé sa netteté parfaite, a conservé entière son affinité pour les matières colorantes. Pour Widal, cette constatation polynucléaires indemnes dans un liquide puriforme a une valeur décisive et suffit, même en l'absence de tout examen bactériologique, pour affirmer que la réaction est aseptique.

Ces réactions méningées aseptiques peuvent se produire dans des circonstances diverses : au cours de la syphilis (Widal, Lemierre et Boidin), au cours des otites (de Massary et Weil), au cours d'infections diverses dont le siège est plus ou moins éloigné des méninges. On les a vu se produire aussi au cours de la rachicocaïnisation et de la rachistovaïnisation. En 1901 déjà, Guinard, Ravaut et Aubourg, avaient constaté qu'à la suite de la rachicocaïnisation il se produit souvent de la céphalée, des vertiges et des vomissements : la ponction lombaire a retiré dans ces cas un liquide trouble, laissant déposer un culot de pus très épais et des flocons fibrineux : le culot est formé de polynucléaires. La réaction est d'autant plus intense que les accidents et en particulier la céphalée ont été plus prononcés. De semblables faits ont la valeur d'expérience et montrent que l'intervention directe des microbes n'est nullement indispensable pour produire des phénomènes d'irritation méningée, même très intenses.

Tous ces états méningés aseptiques ont un caractère clinique essentiel, c'est leur bénignité ; la guérison est leur terminaison habituelle malgré l'allure franchement aiguë et même inquiétante que peuvent revêtir les symptômes ; l'évolution est généralement très rapide. En voici deux exemples ;

OBSERVATION IV (résumée).
(Widal, Académie de médecine, 3o avril 1907.)

Il s'agit d'un jeune homme de dix-sept ans qui, brusquement, en pleine santé, se mit à souffrir d'une céphalalgie violente avec lassitude générale, en même temps qu'il présentait mal de gorge. Six jours après le début, la température atteignait 38°7. Le pouls : 76. Il existait du Kernig.

Le lendemain de son entrée à l'hôpital, on lui fait une ponction lombaire de 3o centimètres cubes. Le liquide puriforme contient 68 pour 100 de polynucléaires Ceux-ci sont très bien conservés (semblables à ceux du sang normal). Les cultures et les inoculations montrent que ce liquide est absolument stérile.

La céphalalgie cède immédiatement après la ponction Le lendemain la température tombe à la normale pour ne plus se relever. Il y eut de la lenteur du pouls (56 à 6o pulsations) pendant quelques jours encore.

OBSERVATION V (résumée).
(Pautrier et Simon, Soc. méd. d. Hôp , 22 novembre 1907.)

Jeune femme, vingt-sept ans, blanchisseuse, entrant à l'hôpital pour une verrue plantaire infectée. On en pratique l'ablation chirurgicale après anesthésie par rachistovaïnisation. Cette dernière fut pratiquée avec toutes les précautions habituelles. Le lendemain, cependant, on trouva la malade en chien de fusil, prostrée, demi-comateuse, avec de la raideur de la nuque, du Kernig.

La malade a eu des vomissements pendant la nuit et de l'incontinence des matières fécales et des urines. T. =39 degrés. P. = 110.

Une ponction lombaire retire un liquide franchement louche, abandonnant sans centrifugation un culot de 1 centimètre de hauteur dans le tube. A l'examen : polynucléaires absolument intacts.

Les jours suivants, les symptômes méningitiques s'atténuent
rapidement. Deux jours après, apparaît une éruption de zona au
niveau de la moitié droite de la lèvre supérieure. A ce moment,
la ponction lombaire montre un liquide céphalo-rachidien absolument normal. Huit jours environ après le début des accidents
méningés, la malade est complètement guérie.

Toutes les autres observations du même ordre sont
caractérisées de même par leur extrême bénignité.
Elles constituent le type par excellence du processus
méningé spontanément curable. On peut en rapprocher les manifestations méningées que l'on observe au
cours des intoxications, comme l'urémie et le saturnisme (méningite urémique, méningite saturnine),
celles que l'on rencontre au cours de la syphilis :
quant à celles qui viennent parfois compliquer l'évolution des maladies infectieuses aiguës, elles constituent le trait d'union entre les états méningés aseptiques
et les méningites bactériennes, car ici, tantôt la
complication méningée ne reconnaît pour cause qu'une
irritation par les toxines microbiennes, tantôt, au contraire, elle est due à une localisation de l'infection
elle-même au niveau du sac arachnoïdo-pie-mérien.

En résumé donc, il faut admettre dans la pathologie
des méninges deux groupes de manifestations : 1° d'une
part, les méningites bactériennes (formes purulente et
séreuse) ; 2° d'autre part, les états méningés aseptiques
— le liquide céphalo-rachidien pouvant être encore ici
puriforme, simplement louche, ou complètement limpide (méningites séreuses de Concetti). — Il existe,
entre les deux, des formes intermédiaires, celles dans
lesquelles l'infection méningée, réelle pendant quelques

jours au début, aboutit très vite à un état aseptique,
par destruction rapide des germes pathogènes. D'ailleurs, cet état aseptique est l'aboutissant nécessaire
de toutes les méningites bactériennes évoluant vers la
guérison.

ÉVOLUTION. — PRONOSTIC.

L'évolution et le pronostic des méningites aiguës
non tuberculeuses sont extrêmement variables suivant les formes cliniques et nous aurons à l'étudier
pour chacune d'elles dans les chapitres suivants.

Nous voulons seulement signaler ici quelques faits
très généraux. Tout d'abord, la gravité n'est nullement
en rapport avec l'intensité des manifestations cliniques : le fracas de celles-ci ne permet pas de conclure
à la gravité des lésions, tant est variable la suscepti-
bilité réactionnelle de chaque malade. Et, d'autre part,
les méningites ambulatoires peuvent aboutir à la mort.

La ponction lombaire nous donnera les renseignements les plus précieux en nous permettant de savoir
si nous avons affaire à une réaction aseptique ou à une
méningite bactérienne. Elle nous permettra de plus
de suivre, dans ce dernier cas, l'évolution de la maladie. D'après Sicard et Descomps, les signes suivants
militent en faveur de la guérison prochaine : la substitution transitoire de polynucléaires sains aux polynucléaires avariés ; l'entrée en scène des cellules endothéliales et des mononucléaires petits et moyens ; la
diminution de la quantité d'albumine et le retour progressif au taux glycosique normal (0,50 à 0,60 par

litre). Cette substitution progressive de la lymphocytose à la polynucléose du début, quand une méningite va guérir, avait été d'ailleurs signalée depuis longtemps. Cette lymphocytose peut persister plus ou moins
longtemps (plusieurs mois) après la disparition des
symptômes méningés : on ne pourra affirmer la
guérison qu'après disparition complète des lymphocytes, au moment où le liquide céphalo-rachidien aura
récupéré ses propriétés normales.

D'ailleurs, la guérison du processus méningé n'est
pas toujours une guérison complète. Depuis longtemps
déjà on a signalé les séquelles souvent graves des méningites aiguës. Tel malade, qui aura échappé à la
mort, restera un aveugle, un sourd, un impotent. Ces
séquelles ont été très bien étudiées dans la thèse de
Courtellemont et, plus récemment, dans les thèses de
Chailly et de Garnier. La production de ces séquelles
s'explique par ce fait que les méningites s'accompagnent souvent de lésions sous-jacentes plus ou moins
profondes du système nerveux (lésions cérébrales,
bulbaires, médullaires ou radiculaires).

Et même en l'absence de séquelles immédiates, on
s'est demandé si ces malades guéris d'une méningite
n'étaient pas prédisposés à faire plus tard, dans un
avenir plus ou moins éloigné, des manifestations nerveuses à l'occasion d'une nouvelle maladie infectieuse,
ou d'une intoxication, ou sous l'influence de la syphilis, ce qui serait assez bien d'accord avec la théorie
de Pierret, qui veut qu'une première atteinte, même
légère du système nerveux, constitue pour l'avenir
un danger permanent, un foyer d'appel pour les loca-

lisations morbides. C'est surtout Chauffard, Joffroy, Netter qui ont posé cette question du pronostic éloigné des méningites guéries.

Nous bornerons là cette étude générale des méningites aiguës non tuberculeuses. Nous adopterons pour l'étude des cas particuliers la division suivante :

> I. *Méningites cérébro-spinales.*
> II. *Méningites secondaires aux maladies infectieuses.*
> II. *Méningites traumatiques.*
> IV. *Méningites otogènes.*

Chacun de ces groupes, en effet, prête à des considérations pronostiques et thérapeutiques spéciales.

CHAPITRE II

MÉNINGITES CÉRÉBRO-SPINALES

Les méninges craniennes et rachidiennes sont absolument et parfaitement continues ; elles sont pour cette raison, dans bien des cas, solidaires et l'infection primitive des unes s'accompagne souvent d'un certain degré de réaction des autres. Mais d'autres fois, il y a envahissement simultané des deux : c'est à cette forme que l'on donne le nom de méningite cérébro-spinale. Cette caractéristique anatomo-clinique se double d'une particularité étiologique : la fréquence de l'épidémicité.

L'épidémicité est un caractère très important : on isole généralement parmi les méningites cérébro-spinales un type que l'on décrit séparément : la méningite épidémique. Son individualisation est assez aisée cliniquement ; bactériologiquement elles est plus difficile. On admet bien aujourd'hui : que l'agent pathogène est le méningocoque de Weichselbaum : mais il est bien établi que dans beaucoup de cas de méningite épidémique, on peut trouver d'autres microbes et en particulier le pneumocoque. Au cours de l'épidémie allemande de 1905, Von Leyder a rencontré le pneumocoque dans 16 pour 100 des cas. Dans un travail récent Ferrand et Lemaire admettent deux types de méningites épidémiques : 1° le type à méningocoque, le plus fréquent ; 2° le type à pneumocoque. D'autres microbes ont été trouvés purs ou associés au méningocoque. Il y a donc bien en réalité des méningites cérébro-spinales mais parmi celles-ci, la forme méningococcique est assez bien différenciée ; elle se caractérise surtout par une évolution plus lente, ainsi que l'avait fait remarquer Concetti, par la fréquence des rechutes et par la gravité moindre.

Le pronostic des méningites cérébro-spinales est extrêmement variable suivant les épidémies. La mortalité varie de 20 pour 100 à 91 pour 100. C'est ainsi que dans l'épidémie de Lomnis, rapportée par Valer, la léthalité fut de 20 pour 100 : en Silésie (1905) elle fut de 50 à 53 pour 100 ; l'épidémie de Belfast (Gardner Robb) qui frappa deux cent trente personnes, présenta une mortalité de 70 pour 100. A New-York enfin l'épidémie de 1904 eut une gravité remarquable (91 pour 100).

La méningite cérébro-spinale est d'autant plus grave, qu'elle frappe un sujet plus jeune : c'est d'ailleurs là un fait bien connu. Dans les deux premières années de la vie le taux de la léthalité dépasse 80 pour 100. Au-dessus de trente ans la maladie se fait plus rare et moins sérieuse : elle redevient de nouveau très grave chez les gens âgés (Gaussel).

Certaines conditions individuelles jouent un rôle important. Le surmenage, l'alcoolisme, la grossesse et la puerpéralité, assombrissent le pronostic.

Au point de vue de la localisation anatomique prédominante du processus, on a remarqué que les formes spinales étaient d'une façon générale plus bénignes que les formes cérébrales.

Parmi les symptômes, aucun pris en particulier n'offre une grande valeur pronostique. L'hyperthermie continue est plus grave que la fièvre avec rémissions franches : la température à grandes oscillations irrégulières est un indice d'infection profonde. Bernard (thèse de Paris, 1903)signale comme étant de mauvais augure : la précocité du coma, la petitesse et les irrégularités des pouls, la persistance des vomissements, le type respiratoire de Cheynes-Stokes. Les phénomènes d'excitation, le délire sont d'un meilleur pronostic que les phénomènes de dépression (tendance au sommeil). D'après Chauffard, l'apparition d'un gros herpès labial a une signification favorable. Certaines complications, la pneumonie en particulier, sont inquiétantes : d'après la statistique de Faure, Lévy, Tourdes, la méningite cérébro-spinale compliquée de pneumonie serait mortelle dans plus des deux tiers des cas.

L'évolution générale de la maladie donne des indications utiles. Les formes suraiguës, où le tableau clinique s'installe brutalement sont habituellement mortelles. On peut dire d'une façon générale que le pronostic est d'autant moins sombre que l'affection revêt une allure moins aiguë : on trouve toutes les transitions entre les formes aigües et les formes apyrétique et ambulatoire. Ces dernières ne sont d'ailleurs pas toujours bénignes. Plusieurs cas de ces méningites ambulatoires mortelles ont été signalés. L'observation suivante de Babinski en est un exemple :

OBSERVATION V

(Babinski, *Journ. de Méd. int.*, 1903, p. 267.)

Méningite ambulatoire mortelle.

Malade se présentant avec une paralysie de la sixième paire. A part cela, santé parfaite. Cet homme, qui était souffrant depuis six mois, avait pu continuer sa profession cependant très pénible.

A l'entrée : T. = 38°2. Ponction lombaire : liquide louche avec nombreux polynucléaires.

Malgré toutes les tentatives thérapeutiques, il finit par succomber.

L'examen bactériologique du liquide céphalo-rachidien retiré par ponction lombaire donne des renseignements très importants. Les méningites méningococciques sont moins graves que les méningites pneumococciques. L'association de diplocoque de Weichselbaum avec le pneumocoque ou avec un autre microbe (staphylocoque) assombrit encore davantage le pronostic (Concetti). Bernard donne les chiffres suivants pour la mortalité suivant les divers microbes :

Méningocoque . . . . 21 pour 100
Pneumocoque . . . . 75 —
Staphylocoque . . . . 91 —

La présence du streptocoque serait un indice fatal. Voici cependant une observation de méningite cérébro-spinale streptococcique guérie.

OBSERVATION VI (résumée).

(OEttinger et Malloizel, Soc. méd, des Hôp. de Paris, 23 février 1906.)

Septicémie streptococcique. Méningite cérébro-spinale. Guérison
à la suite d'injections intra-rachidiennes et intra-veineuses
de collargol.

Malade présentant une septicémie streptococcique développée
à la suite d'une amygdalite phlegmoneuse : grands frissons,
fièvre élevée. Les signes d'une méningite aiguë et intense firent
leur apparition. La ponction lombaire donna issue à *un liquide
séro-purulent contenant un très grand nombre de streptocoques.*
Ce microbe fut décelé dans la circulation générale par ensemencement du sang pris dans la veine du pli du coude.

On fit des injections intra-veineuses et intra-rachidiennes de
collargol ; l'état général et l'état méningé s'améliorèrent et le
malade guérit

On voit que si la guérison fut obtenue dans ce cas de
méningite streptococcique, il faut probablement l'attribuer à la thérapeutique extrêmement active qui fut
employée. Et c'est l'étude de l'action des moyens curateurs dont nous disposons que nous allons maintenant
aborder.

Influence du traitement. — Le traitement des
méningites cérébro-spinales a suscité un grand nombre
de travaux dans ces dernières années. Les règles générales de celui-ci, formulées par Netter en 1900, n'ont
d'ailleurs pas subi de sérieuses modifications. On sait
que cet auteur a proposé la combinaison de la méthode
d'Aufrecht (bains chauds) avec la ponction lombaire,
apportant au Congrès de Paris les premiers résultats

de son application, (neuf guérisons sur quatorze cas, soit 64,3 pour 100). L'historique de la question a été fait complètement dans la thèse de Blavot (Paris 1902).

Les bains chauds doivent être donnés au nombre de quatre ou cinq par jour, à la température de 38 à 40 degrés. La durée du bain doit être de dix à vingt-cinq minutes. Ils ont une action très évidente sur les symptômes, en particulier sur la douleur, sur les contractures et sur le délire. Ils provoquent la diurèse et la sudation. Netter leur attribue même une influence sur la marche de la maladie : il pense que, par la série de réactions qu'ils produisent, ils exercent une sorte d'action spécifique sur l'élément pathogène du processus méningitique.

Associée aux bains chauds, la ponction lombaire a une influence bienfaisante sur les méningites. Après la ponction, on observe une diminution du Kernig et de la raideur de la nuque, une atténuation de la céphalée (parfois après exacerbation passagère) et, souvent, un abaissement de température qui peut être définitif (Blavot). La ponction agit par décompression (Quincke) et aussi en enlevant une certaine quantité de germes pathogènes. C'est cette dernière action qui joue le rôle principal d'après Netter. La ponction lombaire devra être répétée ; on pourra même la pratiquer tous les jours dans les cas graves.

Presque tous les auteurs reconnaissent aujourd'hui les bons effets de cette méhode thérapeutique. Depuis son application, les statistiques sont meilleures dans leur ensemble. Rojansky, publiant sa statistique personnelle (31 guérisons, 51 cas, soit 66,6 pour 100) fait remarquer qu'elle est incomparablement supérieure à celles qui furent obtenues pendant la période où la balnéation n'était pas appliquée (épidémie de Samara en 1897, 16 morts sur 20 cas, soit 25 pour 100 de guérisons; de même, pendant la période de 1898 à 1902 et dans les mêmes conditions, 40 morts sur 50 cas, soit seulement 20 pour 100 de guérisons). Les observations de méningites cérébro-spinales guéries à l'aide de cette méthode sont suffisamment nombreuses aujourd'hui pour qu'on puisse affirmer l'action heureuse de celle-ci.

Cependant, malgré cette thérapeutique, la mortalité globale, bien que notablement abaissée, reste encore au voisinage de 40 à 50 pour 100. Aussi d'autres moyens ont-ils été préconisés. Tous sont trop récents et portent sur un nombre de cas trop restreint, pour qu'il soit permis de porter un jugement sur leur valeur. Un des plus intéressants est le procédé des injections intra-rachidiennes de métaux colloïdaux. Nous avons déjà vu le succès obtenu par Œttinger et Malloizel dans le cas précédemment cité de méningite streptococcique. Dans les cas suivants, il s'agissait de méningites à méningocoques.

OBSERVATION VII

(Barth et Mauban. Société médicale des Hôpitaux, 16 juin 1905.)

Méningite cérébro-spinale à diplobacille de Weichselbaum, traitée avec succès par les injections intra-rachidiennes de collargol.

Jeune homme de vingt ans. Entre le 7 juin, avec les symptômes habituels d'une méningite cérébro-spinale. T. = 39 degrés ;

P. = 8o à 1oo. Traitement : bains tièdes, lavements froids matin et soir.

1o juin. — Malade toujours très agité. T. = 38°5 ; P. = 70 ; raideur de la nuque, Kernig, etc., persistent.

Ponction lombaire : liquide sous faible pression, légèrement louche (1o centimètres cubes). Elle amène un immédiat soulagement.

11 juin. — Le malade se sent mieux. L'examen du liquide céphalo-rachidien a révélé la présence de diplocoques de Weichselbaum et de nombreux polynucléaires.

12 juin. — L'état s'est de nouveau aggravé. T. = 39°5.

13 juin. — La fièvre persiste. Raideur, Kernig, etc., très accentués. Nouvelle ponction de 3o centimètres cubes ; il y a de l'hypertension. On fait ensuite *une injection de 1 centimètre cube d'une solution d'argent colloïdal à 1 pour 100*. Le liquide céphalo-rachidien est moins trouble que la première fois, contient moins de polynucléaires, mais toujours de très nombreux méningocoques. Cette ponction fut suivie d'un soulagement immédiat, puis, un quart d'heure après, apparut une douleur lombaire assez vive, qui dura une demi-heure environ.

Au cours de la journée, le malade fut plus calme. T. = 39°6 le soir.

14 juin. — Symptômes atténués. 37°2 ce matin. Céphalée disparue. Plus de douleur à la pression des globes oculaires. Raideur de la nuque a diminué. Kernig moins marqué. P. = 9o. T. = 38°2 le soir. Continuation de la balnéation.

15 juin. — Malgré les bains, ce matin, T. = 38°8. Signes plus marqués. Le soir, T. = 39 degrés.

Nouvelle ponction, suivie de l'injection de 1 centimètre cube de collargol à 1 pour 1oo.

Cette seconde injection a été aussi pénible que la première. Douleurs lombaires de même durée.

16 juin. — T. = 37 degrés. Nuit meilleure et moins agitée, mais raideur et Kernig encore très marqués.

Le soir, T. = 4o degrés.

17 juin. — T. = 38 degrés le matin.

Quatrième ponction lombaire et troisième injection de collargol. Cette fois douleurs moins intenses et moins prolongées. T. = 38°6 le soir.

18 juin. — T. = 37 degrés le matin. La nuit a été bonne. Dans la soirée T. = 37 degrés. Dans la nuit, 39 degrés.

19 juin. — Amélioration semble persister. On ne renouvelle pas l'injection de collargol en raison de la pusillanimité du malade mais on prescrit des frictions avec la pommade au collargol.

20 juin. — Ascension progressive de température depuis hier soir. T. = 39 degrés. Léger subdélire. P. = 108 degrés. Raideur de la nuque et de la colonne. Injection intra-veineuse de 2 centimères cubes de la solution de collargol.

23 juin. — Pas de chute de température après l'injection intra-veineuse. 39 degrés ce matin. Symptômes identiques à ceux de la veille.

Les jours suivants, on continue le traitement par les frictions avec la pommade au collargol. Une ponction lombaire est encore faite le 23. Néanmoins cette thérapeutique se montre beaucoup moins efficace. Aussi la convalescence traîne-t-elle en longueur. Cependant la guérison fut complète et le malade quitta l'hôpital le 27 août. Revu cinq mois plus tard, il est toujours en parfaite santé.

Il s'agissait ici d'un cas particulièrement grave ; la balnéation chaude à elle seule ne donnait aucun résultat appréciable et l'état du malade empirait rapidement quand fut faite la première injection intra-rachidienne de collargol, suivie aussitôt d'une chute marquée de la fièvre et d'une détente des autres symptômes. Le mieux ne s'étant pas maintenu, deux nouvelles injections ont été pratiquées à 48 heures d'intervalle et ont donné des résultats semblables. Il y a donc lieu de penser que, si ce traitement avait pu être continué, la guérison aurait été obtenue plus rapidement.

OBSERVATION VII

(Papillon et Eschbach. Soc. de pédiatrie, 16 janvier 1906.)

Méningite cérébro-spinale traitée par les injections
intra-rachidienne de collargol.

Enfant de trois ans et demi atteint de méningite cérébro-
spinale à méningocoque, d'intensité moyenne avec fièvre élevée
le soir et rémissions matinales franches.

Première injection intra-rachidienne de collargol, au douzième jour (4 centimètres cubes d'une solution à 1 pour 100) à
un moment où les symptômes devenaient menaçants : dès le
lendemain, ils décroissaient et la fièvre s'abaissait. Comme
quelques jours après, la fièvre remontait, on fit une deuxième
injection dans les mêmes conditions. A la suite de celle-ci,
chute de température rapide et, quelques jours après, l'enfant
pouvait être considéré comme guéri.

Ici encore, bien que le cas fut bénin, l'influence des
injections intra-rachidiennes de collargol sur la fièvre
et sur les autres symptômes fut des plus manifestes.

OBSERVATION VIII

(Widal et Ramond, Soc. méd. des Hôp., 1906.)

Méningite à méningocoque. Injection intra-rachidienne de collargol. Comparaison du liquide céphalo-rachidien avant et après
l'injection.

Femme, trente et un ans.

Présenta une méningite cérébro-spinale du type bénin pendant
vingt-huit jours. Du 23e au 28e jour apparut un délire progressif
et continuel, prostration, perte des urines. Le 28e jour on fait
une injection intra-rachidienne de collargol (5 centigrammes) ;
la température s'abaisse immédiatement ; délire moins violent

et amélioration rapide de l'état général. Sept jours après l'injection colloïdale la température tombait à la normale.

Comparaison du liquide céphalo-rachidien avant et après l'injection. — Le nombre des leucocytes qui était de 600 à 700 le jour où fut faite l'injection, s'élève sous l'influence de celle-ci à 14.000 par millimètre cube. Mais les méningocoques restèrent très nombreux, la plupart intra-cellulaires. C'est seulement six jours après le contact avec la solution argentique que le liquide céphalo-rachidien devint stérile.

Cette observation est très intéressante par la comparaison du liquide céphalo-rachidien avant et après l'injection. Elle montre, ainsi que le font remarquer Widal et Ramond que, si le collargol a une action bactéricide, celle-ci est assez longue à se manifester (six jours et avec la dose relativement élevée de cinq centigrammes). Pour ces auteurs, le fait saillant réside dans l'augmentation énorme et passagère du nombre des polynucléaires. Cet exode est provoqué par la pénétration du corps étranger en solution non isotomique. C'est d'ailleurs là un phénomène salutaire : Widal et Ramond ont remarqué en effet que les globules blancs, en absorbant les boules colloïdales se chargeaient peu à peu de corps microbiens.

Quoi qu'il en soit, cette méthode des injections colloïdales intra-rachidiennes, bien qu'encore à l'étude, est très intéressante et semble être indiquée dans les cas où le traitement classique par les bains chauds et la ponction lombaire n'amène pas d'amélioration. Nous verrons à propos des méningites otogènes que M. Paul Laurens a obtenu un beau succès par ce procédé.

Très nombreuses sont les autres médications qui ont

été proposées contre la méningite cérébro-spinale. Elles furent expérimentées pour la plupart à l'étranger, lors des récentes épidémies. Tous les auteurs qui les ont préconisées, disent en avoir obtenu d'excellents résultats. Toutefois, en présence du nombre restreint des cas publiés, on peut toujours se demander, en raison de la gravité si variable de cette affection, s'il ne s'agit pas plutôt de séries heureuses, qu'il serait prématuré d'attribuer à la thérapeutique employée.

C'est ainsi que Freeman cite trois cas traités par l'antipyrine, avec trois guérisons, alors que trois autres, traités par les moyens habituels se terminèrent par la mort. Seibert obtint quatre guérisons dans quatre cas traités par les lavements salicylés (90 centigrammes de salicylate par lavement, quatre à dix lavements par jour). Vohryzek (de Pardubitz) a préconisé la pilocarpine (5 à 7 centigrammes *per os*), Ruhcmann (de Berlin) a eu quelques succès dans des cas graves, à l'aide de l'iodate de soude (il emploie une solution à 1 pour 60 et en prescrit trois demi-cuillères à soupe par jour). Dans un cas que l'on considérait comme désespéré, l'état général s'améliora dès le lendemain de l'administration du médicament : la défervescence s'ébaucha, la température redevint normale, la céphalée cessa et dans l'espace de quelques jours les contractures disparurent complètement : quinze jours après le début du traitement, la guérison était complète.

Escherich a essayé, avec un succès médiocre les injections intra-rachidiennes de pyocyanase (3 à 5 centimètres cubes). La pyocyanase aurait cependant une action bactéricide : l'examen du liquide céphalo-rachi-

dien montre en effet qu'à la suite de ces injections
le nombre des méningocoques avait beaucoup diminué
et même que dans quelques cas ils avaient complètement disparu.

J. Vorschütz a employé la méthode de Bier associée à la ponction lombaire. On commence par faire
une ponction de 3o ou 4o centimètres cubes, puis on
applique autour du cou une bande élastique modéré-
ment serrée (en évitant l'œdème de la face et l'ex-
ophtalmie) : la bande est laissée en place vingt heures
par jour. La ponction lombaire est répétée dès que la
température s'élève. Sur cinq malades traités de cette
façon, Vorschütz n'a eu qu'un décès (soit 20 pour 100).

La sérothérapie, enfin, a été employée dans un certain nombre de cas : les uns ont employé le sérum
antidiphtérique, les autres ont essayé de préparer un
sérum antiméningococcique.

La sérothérapie antidiphtérique a été surtout employée par Wolff (de Hartford) et par Waitzfelder (de
New-York). Les doses doivent être supérieures à celles
usitées dans la diphtérie (injecter tous les jours ou tous
les deux jours, 6.000 unités antitoxiques chez les enfants
de moins de cinq ans, 8.000 chez ceux âgés de cinq à
douze ans et 10.000 chez les adultes). Le plus souvent,
les injections sont suivies d'une chute de la température.
Chez tous les malades traités de la sorte, l'opisthotonos
a fait défaut et la rigidité de la nuque a été modérée.
Waitzfelder, sur 17 cas, a eu seulement 3 morts ;
dix étaient complètement guéris ou en convalescence
au moment de la publication des résultats, quatre
autres étaient encore en traitement. Ce sont là des

faits extrêmement intéressants, surtout étant donnée
la gravité extraordinaire de l'épidémie de New-York
(mortalité, 91 pour 100).

Dans ces dernières années, on a essayé de préparer
un sérum antiméningococcique (Jochmann, Kolle et
Wassermann, Flexner). Les animaux employés pour
cette préparation furent le cheval (Kolle et Wassermann,
Jochmann), la chèvre et le mouton (Jochmann), le singe
(Flexner). Jochmann a expérimenté son sérum, dans
dix-sept cas, chez l'homme ; injecté dès le début à haute
dose il a semblé avoir une influence heureuse, à la fois
immédiate et durable (20 à 30 centimètres cubes le
premier jour et répéter cette dose le troisième ou quatrième jour). Chez onze patients, il commença par
pratiquer une injection sous-cutanée, puis une injection
intra-rachidienne que l'on renouvelait une ou deux
fois quand la fièvre recommençait. Sur 17 malades,
5 sont morts, dont 3 qui avaient une hydrocéphalie
très prononcée et n'avaient été traités qu'à une
période avancée. Chez 9 autres (6 avaient reçu des
injections intra-rachidiennes), le sérum détermina
une chute rapide et définitive de la température ; chez
les trois derniers, les maux de tête et la raideur de la
nuque disparurent, la conscience se rétablit. Cette
proportion de 12 guérisons sur 17 cas (soit 70,6
pour 100) est très remarquable, d'autant plus qu'à ce
moment l'épidémie de Silésie était très grave (90 pour
100 de mortalité). Schöne appliqua la sérothérapie
antiméningococcique chez 30 malades (injections sous-
cutanées, injections intra-lombaires, ou combinaison
des deux procédés) : 21 furent améliorés ; chez 5,

les conditions étaient défavorables ; 4 furent réfractaires au traitement. Parmi les patients guéris, 13 le furent immédiatement après une seule injection ; 6 durent en recevoir plusieurs. La mortalité ne fut que de 28 pour 100, alors qu'elle était de 53 pour 100 chez les malades traités par les moyens habituels. Les seuls accidents de la sérothérapie consistèrent en albuminurie passagère, éruptions cutanées, douleurs articulaires.

Il convient de rapprocher de la médication sérothérapique le procédé de Radmann, qui se classe lui aussi dans les moyens thérapeutiques spécifiques. Etant donné que l'inoculation à l'animal ne réussit que par l'injection intra-durale et que le tissu sous-cutané semble être un milieu défavorable au développement du méningocoque. bien que l'injection sous-cutanée permette le développement de la réaction d'immunité, R. Radmann a eu l'idée de faire, pour provoquer la réaction générale curative, une injection sous-cutanée avec le liquide retiré par ponction lombaire chez le malade lui-même. Deux malades furent ainsi traités.

OBSERVATION IX (résumée).
(Radmann, *Sem. méd.*, 1907, p. 333.)

Malade dix-huit ans, atteint de méningite cérébro-spinale. Une première ponction lombaire au 3e jour de la maladie n'avait amené aucune amélioration. Les symptômes allant en s'aggravant, on fait une nouvelle ponction au 10e jour qui donne 25 centimètres cubes de liquide trouble, contenant de nombreux méningocoques. On injecte sous la peau du bras 8 centimètres cubes de ce liquide. Il ne se produit aucune réaction locale. Trois jours après, la température tombe à 37°5 et, au bout de quinze jours les symptômes avaient disparu.

Chez le second malade, l'amélioration fut aussi évidente et il n'y eut non plus aucune réaction locale.

Les dernières méthodes thérapeutiques que nous avons étudiées en dernier lieu (sérothérapie, méthode de Radmann) présentent un très grand intérêt, malgré le petit nombre des cas où elles ont été appliquées. Il est difficile, à l'heure actuelle, d'en faire une critique, en raison même de leur application restreinte. Elles semblent, en tous cas, être complètement inoffensives. L'avenir les jugera.

En somme, aujourd'hui, la balnéation chaude et la ponction lombaire répétée restent les bases du traitement des méningites cérébro-spinales. On pourra leur adjoindre, dans les cas où l'amélioration est lente à se dessiner, les injections intra-rachidiennes colloïdales (collargol ou électrargol) et tenter au besoin la sérothérapie ou l'injection sous-cutanée du liquide retiré par ponction lombaire suivant le procédé de Radmann.

Les séquelles. — Nous venons de voir avec quelle fréquence les méningites cérébro-spinales sont curables. Malheureusement, ces guérisons sont trop souvent incomplètes. Sans doute, c'est là, comme nous l'avons vu, un fait assez général, mais la méningite cérébro-spinale laisse des séquelles derrière elle avec une fréquence toute particulière.

Ces séquelles ont été très bien étudiées dans ces dernières années. Courtellemont, dans sa thèse, en a fait une description extrêmement complète. Elles sont très variées. Les troubles sensoriels sont les plus anciennement connus et les plus fréquents. Dès

1835, Lamothe et Lespès signalèrent la possibilité de voir persister après la guérison la perte de tel ou tel sens. Ces troubles portent le plus souvent sur la vue et l'audition : cécités, paralysies des nerfs moteurs de l'œil, surdité et surdi-mutité (Garnier, thèse de Lyon, 1907). On a décrit des troubles moteurs, paralysies flasques ou spasmodiques (Joffroy, Netter, Brissaud et Londe, etc.), qui font que ces malades restent parfois des infirmes. On a signalé des troubles sensitifs (Boinet et Raymond, Widal et Lemierre, Bernard), l'hydrocéphalie.

Parmi les séquelles les plus rares, sont les séquelles mentales. Courtellemont n'en trouva que cinq observations. Chailly, dans sa thèse, rapporte le cas d'un malade qui, à la suite d'une méningite, présenta des troubles intellectuels caractérisés par des idées fixes et des idées de persécution. Sainton et Voisin citent un cas de syndrome démentiel post-méningitique. Nous rapporterons ici le cas de MM. Bonnamour et Petitjean où il s'agit également d'un syndrome démentiel.

OBSERVATION X

(Bonnamour et Petitjean, *Lyon médical*, 29 septembre 1907).

C. L., manœuvre, trente-huit ans, amené à l'hôpital dans le service de M. le professeur Pic, le 25 février 1907.

Il est dans le coma.

Les renseignements fournis par la famille sont les suivants : Rien à signaler dans ses antécédents héréditaires ou personnels. Il a cinq enfants bien portants, n'en a pas perdu. Il boit deux à à trois litres de vin par jour; pas de liqueur.

20 février, c'est-à-dire cinq jours avant son entrée à l'hôpital,

en pleine santé, il fut pris assez brusquement, alors qu'il était au travail, de douleurs lombaires et de céphalées occipitales. Ces troubles l'obligèrent à rentrer chez lui et à se mettre au lit. Pas de point de côté, pas de toux.

Le lendemain, la céphalée avait augmenté. Les douleurs lombaires, devenues violentes, lui arrachaient des cris. Il eut un vomissement. On remarqua qu'il avait des sueurs abondantes.

Le soir de ce jour, il eut du délire èt de l'agitation et perdit connaissance. Il revint à lui dans la nuit, se plaignit encore de ses maux de tête et de ses douleurs lombaires.

22 février. — Il tomba définitivement dans le coma.

25 février. — A son entrée, ce coma est absolu. La température rectale est à 39 degrés. La respiration est légèrement stertoreuse. Pouls régulier à 92 degrés. Les pupilles sont immobiles, très dilatées.

On remarque des vésicules d'herpès au niveau des lèvres.

L'auscultation des poumons et du cœur ne révèle absolument rien d'anormal.

On ne trouve pas trace d'otite ancienne ou récente.

On a été frappé d'emblée par la raideur de la nuque. Les réflexes rotuliens sont exagérés. Le signe de Kernig est extrêmement net. On pratique immédiatement une ponction lombaire qui donne 10 centimètre cubes d'un liquide laiteux s'écoulant sous pression. Après repos, le liquide devient limpide et laisse un épais dépôt blanchâtre, uniquemement constitué *de polynucléaires déformés*. Après coloration par le violet de gentiane et par la méthode de Gram, on ne trouve pas de microbes. Les urines examinées à ce moment contiennent un très léger disque d'albumine et réduisent la liqueur de Fehling (2 gr. de glucose par litre).

Le malade est soumis au traitement par les bains chauds à 35 degrés, portés progressivement à 38 degrés pendant la durée du bain (4 bains par jour).

28 février. — On note une amélioration considérable. Le malade est réveillé, il répond même à quelques-unes des questions qu'on lui pose. Persistance du signe de Kernig. La tempé-

rature, après être montée à 40 degrés le 26 février, oscille autour de 38,5. La respiration est à 28. Le pouls est à 98, régulier et fort.

· L'examen du cœur et des poumons est toujours négatif.

La raideur de la nuque est moins accentuée. La langue est rouge et sèche. Pas de vomissements. Le malade est allé deux fois à la selle, sans lavement, mais il a de la rétention d'urine et l'on a été obligé de le sonder.

Les urines ne contiennent plus de glucose.

4 mars. — Depuis deux jours le malade, qui semblait aller mieux et avait repris connaissance, est retombé dans le coma. La température oscille entre 38 degrés et 38°5.

On fait une seconde ponction lombaire ; on retire 20 centimètres cubes de liquide qui paraît un peu moins louche que la première fois et dans lequel l'examen cytologique montre l'existences *de très nombreux polynucléaires et de quelques lymphocytes.*

6 mars. — La ponction a produit de nouveau une grande amélioration. Le malade a repris connaissance, parle, répond aux questions qu'on lui pose. L'agitation est moins considérable. La contracture a diminué. Le Kernig reste stationnaire. Le pouls est à 92. Il n'existe ni vomissements, ni constipation.

8 mars. — Agitation. Pouls 80. Respiration 20. La température est au-dessous de 38 degrés. La contracture diminue, le Kernig persiste.

11 mars. — Le malade a reconnu sa femme qui venait le voir. Cependant, il est toujours agité et délire de temps en temps. Il a eu deux vomissements. La température est à 38°3. Les réflexes sont toujours un peu exagérés, le Kernig est toujours aussi net. Le pouls est normal. Les pupilles réagissent bien.

13 mars. — La température est remontée à 39 degrés et le malade a de nouveau perdu complètement connaissance. Il est toujours agité, fait des mouvements désordonnés dans son lit. La contracture a augmenté. Les pupilles sont très dilatées. Le côté gauche de la face est un peu contracturé. L'angle labial gauche est dévié de ce côté. Le poul est à 92. La respiration est régu-

lière. Pas de vomissements, pas de constipation, mais, de nouveau, la rétention d'urine nécessite des cathétérismes.

On pratique une troisième ponction lombaire et l'on retire 3o centimètres cubes d'un liquide beaucoup moins louche qu'aux précédentes ponctions. La formule cytologique est devenue *presque uniquement lymphocytaire* (lymphocytes 89 pour 100, grands monos 5 pour 100, polynucléaires 6 pour 100).

On injecte cette fois, à la suite de la ponction, 5 centimètres cubes d'une solution de collargol à 1 pour 100.

15 mars. — A la suite de la ponction et de l'injection de collargol, le malade a pris dans la journée quatre ou cinq crises convulsives qui ont duré chacune quelques secondes. L'agitation a été extrême, puis le calme est revenu. Le malade est actuellement à demi-réveillé. Le Kernig et les contractures persistent, mais il n'y a ni vomissements, ni constipation, et la température est redescendue au-dessous de 38 degrés. Le pouls est rapide à 120, mais régulier.

18 mars. — Le malade est de nouveau sorti de sa torpeur. Il a reconnu sa famille. La température oscille autour de 37°2.

On constate l'existence d'une éruption d'aspect scarlatiniforme sur les deux bras, les avant-bras et les parties latérales du thorax.

20 mars. — L'agitation n'existe presque plus, le malade est calme. La contracture a disparu à la nuque et ne persiste qu'un peu aux membres inférieurs.

L'érythème, précédemment signalé, s'est étendu au dos. On a de très larges placards rouges sur les membres supérieurs, le dos, la face interne des jambes et le dos des pieds.

Le pouls est à 108. La température est à 36°8. Il existe toujours un peu de subdélire. Le malade parle de ses affaires personnelles. Il reconnaît pourtant les personnes de son entourage.

25 mars. — Amélioration progressive. Température oscille entre 36°8 et 37°3. Le malade est éveillé. A certains moments. la compréhension est complète; à d'autres, il ne comprend pas ce qu'on lui demande et répond à côté. Il se lève et demande à manger.

27 mars. — Etat stationnaire. Desquamation au niveau de l'éruption. Kernig très atténué. Il existe un peu d'inégalité pupillaire ; la pupille gauche est plus dilatée.

1ᵉʳ avril. — Le malade va bien. Mais l'état psychique laisse à désirer. Signes démentiels : il se lève à tous moments, prend ce qu'il trouve sur la table de ses voisins, boit ce qui lui tombe sous la main. Hier, on l'a trouvé se préparant à boire un verre d'urine. Il ne crie pas, n'est pas agité. Il reconnaît sa femme.

Contracture et Kernig presque disparus.

15 avril. — Signes démentiels accentués. Il ne répond plus aux questions qu'on lui pose : il se laisse conduire, ne fait aucune résistance quand on veut le coucher, mange ce qu'on lui donne. Malgré cela, l'état général s'améliore progressivement. Plus de fièvre, ni de contracture, ni de Kernig.

1ᵉʳ mai. — On a dû isoler le malade. Depuis quelques jours, il reste au lit, inerte, ne connaît plus personne, ne comprend pas les questions même les simples, regarde d'un air hébété et indifférent les personnes qui lui parlent. Il verse dans le gâtisme, perd dans son lit ses urines et ses matières. Il faut lui mettre la nourriture dans la bouche. Pas de paralysie.

Cet état de déchéance contraste avec le facies qui est devenu coloré, a toutes les apparences d'une santé parfaite. L'embonpoint est plus considérable qu'avant la maladie.

1ᵉʳ juin. — Il existe une légère amélioration dans l'état du malade. Actuellement il se lève et fait quelques pas. Il mange lui-même, mais ne connaît personne, ne répond aux questions, qu'il ne paraît pas comprendre, que par quelques sons inarticulés. Il continue à souiller son lit.

25 juin. — L'état est sensiblement le même. La santé paraît excellente, mais la démence persiste.

On ne retrouve plus aucun signe méningé, ni contractures, ni Kernig, ni paralysies.

Le malade quitte l'hôpital.

On en a des nouvelles le 12 août 1907. Placé dans une maison où il a été pris comme convalescent, il est tranquille, et s'est, au dire de ses gardiens, amélioré depuis son départ de l'hôpital. Il répond maintenant lorsqu'on l'appelle ou qu'on lui pose quelques questions très simples : « Comment allez-vous ? — « Bien ». Il regarde d'un air égaré quand on lui demande s'il a été malade ou quand on lui pose toute autre question un peu compliquée. Il ne paraît se douter aucunement du milieu où il se trouve, ni de la maladie qui l'y a amené. Il mange à table avec les autres malades, se promène un peu dans les jardins, mais le plus souvent reste sur son lit, immobile. Il fait ses besoins dans les coins de sa chambre et barbouille les murs.

L'état général avec cela est parfait : le facies est coloré, l'embonpoint plutôt fort. Les personnes de sa famille trouvent qu'au point de vue physique, il ne s'est jamais aussi bien porté. Mais la démence qui s'était un peu améliorée il y a quelque temps reste absolument stationnaire depuis plusieurs semaines, et il y a tout lieu de penser qu'elle est définitive.

Les cultures faites avec le liquide de la première ponction n'ont fourni aucun résultat intéressant. Elles ont donné un microbe se présentant sous la forme de cocci, assez volumineux, généralement groupés par deux, quelquefois en amas, jamais en chaînettes, ni en tétradres.

L'inoculation intra-veineuse dans la veine marginale de l'oreille d'un lapin a été négative. Le lapin a survécu.

Nous ne pouvons dans ces conditions rien conclure en ce qui concerne l'agent pathogène de ce cas de méningite cérébro-spinale purulente.

Les observations de séquelles mentales sont assez rares, c'est pourquoi nous avons rapporté celle-ci qui est intéressante encore à un autre point de vue : c'est la coïncidence d'une démence post-méningitique avec un état général parfait. Dans les autres cas analogues publiés antérieurement (Camiade, Sainton et Voisin), les malades sont morts dans le gâtisme quelques mois après les accidents méningés

CHAPITRE III

MÉNINGITES SECONDAIRES

Logiquement ce chapitre devrait comprendre toutes les méningites ; car celles-ci sont toujours secondaires à quelque infection primitivement localisée ailleurs. C'est ainsi que la méningite cérébro-spinale épidémique elle-même, qui revêt bien toutes les allures d'une méningite primitive, reconnaît comme point de départ une infection des fosses nasales et du pharynx par le méningocoque et constitue en réalité une maladie générale à détermination méningée prédominante au double point de vue anatomique et clinique. La plupart des autres méningites cérébro-spinales précédemment étudiées se développent au cours de septicémies pneumococciques et streptococciques. Mais dans tous ces cas la méningite occupe à elle seule tout le tableau clinique : pathogéniquement secondaires, ce sont cliniquement des méningites primitives.

Parmi les méningites que l'on qualifie couramment de secondaires, il est deux groupes très différents. *Le premier* comprend les méningites, qu'on pourrait appeler chirurgicales — au double point de vue étiologique et thérapeutique — et mérite une étude spéciale. *Le second* comprend les méningites secondaires aux maladies infectieuses. Ce sont ces dernières que nous voulons étudier ici.

Toutes les maladies infectieuses peuvent donner lieu à des déterminations méningées au cours de leur évolution : les infections intestinales et broncho-pulmonaires en particulier chez les enfants (Brassart, R. Monod), la pneumonie, la fièvre typhoïde, les fièvres éruptives, la grippe, l'infection puerpérale, etc...

La pathogénie de ces déterminations méningées est assez différente suivant les cas. Tantôt, en effet, elles sont sous la dépendance d'une localisation au niveau des méninges du microbe primitif ou de microbes associés (staphylocoques, pneumocoques par exemple dans la fièvre typhoïde) ; tantôt elles se développent à la suite d'une suppuration auriculaire, elle-même secondaire, comme cela se voit quelquefois au cours de la scarlatine, de la grippe, de la variole, de la fièvre typhoïde, et elles sont alors assimilables aux méningites otogènes proprement dites ; tantôt enfin le syndrome méningitique est le résultat d'une simple irritation des enveloppes ou du névraxe lui-même par les toxines microbiennes.

Au point de vue anatomique, on peut avoir affaire soit à une méningite cérébro-spinale suppurée, soit à une méningite séreuse. La forme cérébro-spinale suppurée prête, au point de vue du pronostic et de la curabilité, aux mêmes considérations que les méningites cérébro-spinales précédemment étudiées et ne peut donner lieu à une étude spéciale.

Ces méningites suppurées peuvent se voir dans toutes les infections, surtout dans celles qui s'accompagnent de localisation du côté de l'oreille. L'infection pneumococcique est souvent en cause, soit que les accidents méningés se produisent au cours d'une pneumonie, soit qu'ils surviennent après celle-ci. On peut en observer aussi au cours de la fièvre typhoïde ; mais ici il s'agit le plus souvent d'infection secondaire : sans doute, le bacille d'Eberth peut être le seul agent causal, mais en général on le trouve associé à d'autres microbes dans l'exsudat méningé : le staphylocoque (Netter), le streptocoque ou encore le pneumocoque. Quoi qu'il en soit, ces méningites, si elles ne sont pas toujours fatalement mortelles, comportent un pronostic excessivement grave. Leroux a signalé encore récemment un cas de méningite suppurée staphylococcique mortelle au cours de la scarlatine.

Beaucoup moins sérieuse est *la forme séreuse :* c'est aussi de beaucoup la plus fréquente. Elle constitue par excellence le type des méningites secondaires. Il convient d'ailleurs d'établir au point de vue du pronostic une distinction entre la forme séreuse septique et la forme aseptique.

La première relève d'une infection atténuée des méninges. Son pronostic est loin d'être constamment bénin. Ainsi Kranhals observa à la fin de l'épidémie de grippe de 1890, sept cas avec symptômes méningitiques : un seul se termina par la guérison : chez les six autres on ne trouva cependant à l'autopsie, pour toutes lésions, que de l'hyperémie et de l'œdème des méninges.

Pfühl et Walter observèrent une épidémie de grippe à manifestations presque exclusivement nerveuses, qui frappa trente-quatre soldats : trois mouru-

rent et dans le liquide séreux de méninges œdéma-
tiées, on trouva des bacilles de Pfeiffer et des strepto-
ques.

Boden (1899), cite le cas d'une fillette de douze ans,
morte en cinq jours, chez laquelle on avait fait le diagnostic de méningite tuberculeuse, bien qu'on eût
trouvé quelques signes de fièvre typhoïde et une séro-
résection typhique positive. A l'autopsie, on trouva de
l'œdème des méninges et du cerveau et l'on put parfaitement établir la présence du bacille d'Eberth dans
le liquide.

Concetti vit quatre cas de méningite colibacillaire
chez des enfants, qui depuis trois ou quatre semaines
présentaient des formes aiguës d'infection intestinale
non typhique. Les manifestations méningées avaient
éclaté d'emblée dans le déclin de la maladie primitive : fièvre élevée, convulsions, etc.. A la ponction
lombaire on obtint un liquide, dont les cultures donnèrent du colibacille pur. De ces quatre observations,
deux se terminèrent par la guérison.

Netter, cite un exemple de méningite séreuse survenue au cours d'une pneumonie. Les symptômes méningitiques durèrent trente-six heures. A la ponction, le
liquide fut d'apparence normale; mais il donna par le
repos quelques flocons fibrineux et l'examen décela
la présence de pneumocoques.

Entre les cas de méningite séreuse septique et ceux
de réaction méningée amicrobienne, il est des intermédiaires qui servent de liaison. Ce sont ceux où
l'examen direct et l'ensemencement du liquide céphalo-
rachidien donnent un résultat négatif, mais où l'inocu-

lation reste cependant positive. C'est ainsi qu'on a
signalé des observations de méningites pneumococciques où seule l'inoculation intrapéritonéale à la souris
put mettre en évidence l'existence de l'agent pathogène dans le liquide cérébro-spinal.

Ce sont surtout ces déterminations méningées amicrobiennes (au moins en l'état des procédés d'investigation actuels) des maladies infectieuses, qui ont été
étudiées dans ces dernières années. C'est surtout
Concetti qui attira l'attention sur elles au Congrès
de 1900. Puis vinrent les observations de Chauffard et
Boidin, Dufour, etc. Il s'agit là d'accidents méningés,
généralement fugaces, éphémères, essentiellement
curables, confondus hier encore, avec les autres formes
de méningites secondaires guéries, sous le nom de
méningisme. Récemment Le Gendre a proposé pour
les distinguer de celui-ci et aussi des méningites vraies
le mot de « syndrome méningé des fièvres ».

Toutes les maladies infectieuses peuvent s'accompagner de ces symptômes méningés bénins. Concetti,
faisait jouer un grand rôle aux toxi-infections intestinales ; ceci est surtout manifeste chez l'enfant ; il en
est de même chez ce dernier des infections broncho-
pulmonaires. Chez le tout jeune enfant, le pronostic
est assombri de la crainte de voir se développer consécutivement une hydrocéphalie plus ou moins considérable.

La fièvre typhoïde provoque souvent aussi des réactions méningées amicrobiennes. Dubreuil a proposé
pour désigner celles-ci, le nom de méningite typhoïdique
alors qu'il donne le nom de méningites éberthiennes à

celles qui sont dues à une véritable infection des méninges par le bacille d'Eberth pur ou associé. Ces méningites typhoïdiques sont en elles-mêmes essentiellement curables, mais elles indiquent toujours une dothiénentérie sérieuse. Comme le disait Netter au Congrès de 1900 : « La mortalité dans ces cas est fréquente, la durée de la maladie généralement plus longue et des accidents paralytiques ou autres surviennent volontiers à leur suite. » La proportion des décès et des rechutes est en effet trois fois plus élevée que dans les formes communes (20 pour 100 de décès au lieu de 7 pour 100 ; 43,2 pour 100 de rechutes au lieu de 16 pour 100).

Les complications méningées de la fièvre typhoïde peuvent revêtir trois formes principales :

1° Tout d'abord elles peuvent survenir à titre d'*épiphénomènes au cours de l'évolution de la dothiénentérie*. En voici un exemple :

OBSERVATION XI

(*in* thèse Dubreuil, XXII).

Enfant, quatorze ans et demi. Entré à l'hôpital le 17 mai 1904. La maladie a débuté, il y a quinze jours par deux épistaxis, perte de l'appétit, légère céphalée, nausées et douleurs dans le bas-ventre. A la suite d'une purgation, les selles deviennent diarrhéiques.

17 mai. — Amaigrissement, diarrhée, délire violent. Taches rosées. Congestions des bases, pouls petit. T. = 39 degrés qui atteint bientôt 40 degrés.

18 mai. — Apparition de phénomènes méningés : raideur de la nuque et des membres, contracture des membres supérieurs constipation, inégalité pupillaire.

19 mai. — Contracture généralisée, trismus ; vomissements ; perte de connaissance, signes de myocardite.

Ponction lombaire. 15 centimètres cubes sous forte pression. Liquide clair, cytologie et examen bactériologique négatifs.

20 mai. — Amélioration très sensible. Tous les phénomènes méningés disparaissent.

24 mai. — Crise urinaire ; fonctions digestives excellentes ; fièvre nulle, langue et pouls bons, ventre souple. Les phénomènes méningés ne se sont pas reproduits. *Mais le malade divague et semble avoir perdu complètement l'esprit.*

Même état les jours suivant.

Les troubles psychiques signalés à la fin de cette observation, et sur lesquels bien peu de détails sont donnés, doivent être interprétés probablement comme de la confusion mentale post-typhique et non pas comme une séquelle mentale du syndrome méningé.

2° Dans d'autres cas, *les symptômes méningés marquent le début de la dothénientérie.*

OBSERVATION XII
(Achard et Paisseau, *Soc. méd. des Hôp.* 1904.)

Jeune homme, 18 ans, entre le 23 octobre 1903 pour céphalée et rachialgie violente.

Le lendemain, raideur de la nuque, Kernig. Délire dans la nuit. Constipation. Quelques vomissements glaireux.

Un peu d'albumine. Diazoréaction nette. T. = 39°5 et 40°2.

Ponction lombaire. Liquide claire. Réaction uniquement lymphocytaire., Ensemencement resté stérile.

25 octobre. — Bains : 26 degrés. Le pouls est à 88. Les symptômes méningés ont subi une sédation très marquée après la ponction lombaire.

26 octobre. — Apparition de taches rosées. Séro-diagnostic typhique positif.

27 octobre. — Ponction de la rate. Culture d'Eberth positive.

Les jours suivants, la température est moins élevée; la raideur de la nuque et le Kernig disparaissent.

1er novembre. — Cessation des bains.

10 novembre. — On commence l'alimentation.

Pendant la convalescence, il y a encore des vertiges, des éblouissements assez persistant, grande faiblesse des membres inférieurs.

Guérison complète le 25.

3° Enfin, *les symptômes méningés peuvent constituer à eux seuls toute la maladie*. C'est surtout sur ces formes que Netter et son élève Dabout ont attiré l'attention.

OBSERVATION XIII

(Netter, *in* thèse Dabout. XIV).

Fillette de treize ans. Entre à l'hôpital le 11 janvier 1901. Depuis trois semaines, elle souffre de l'estomac, vomit aussitôt après avoir mangé ; anorexie ; se plaint du côté droit, tousse un peu. Le 12 janvier, raideur lombaire et de la nuque. Kernig. Céphalée, gargouillement de fosse iliaque droite. La rate dépasse les fausses côtes. Pas de vomissements. Diarrhée. Urines normales. On ordonne des bains chauds.

14 et 15 janvier. — Même état

16 janvier. — Séro-diagnostic typhique très positif.

17 janvier. — Ponction lombaire. Liquide clair. Quantité moyenne d'albumine.

Les jours suivants, amélioration progressive. Le Kernig reste le dernier symptôme ; il disparaît le 2 février. Le 11, la malade se lève ; elle a bon appétit. On sent toujours la rate.

Ce syndrome méningé des fièvres peut survenir, nous l'avons dit, au cours de la plupart des maladies infectieuses. Mais, parmi celles-ci, les oreillons méritent à ce point de vue une étude spéciale. Lannois et Lemoine avaient déjà signalé la possibilité d'accidents méningitiques au cours des oreillons ; mais l'attention de ces auteurs avait été surtout attirée par les formes graves. R. Monod, Chauffard et Boidin et plusieurs auteurs à leur suite montrèrent que la réaction méningée est très fréquente dans cette affection.

Cliniquement, très fruste, et demandant à être soigneusement recherchée, ne se traduisant que par un peu de céphalée, un peu de raideur de la nuque, le signe de Kernig parfois à peine ébauché, bradycardie, elle se traduit à l'examen du liquide céphalo-rachidien par une lymphocytose constante.

Cette lymophocytose est le plus souvent d'une moyenne abondance. Quelquefois elle peut être massive, rendre le liquide trouble et constituer une véritable suppuration lymphocytique (Chauffard et Boidin).

Chauffard et Boidin, en présentèrent trois cas à la Société Médicale des Hôpitaux de Paris, le 25 mars et le 4 mai 1904.

OBSERVATION XIV
(Chauffard et Boidin, Soc. méd des Hôp.)

Homme, vingt-quatre ans, atteint d'oreillon. Pendant cette affection son pouls se ralentit (55), devint instable ; de la céphalalgie apparut, puis de l'inégalité papillaire. Ces symptômes transitoires durèrent deux ou trois jours. Une ponction lom-

baire pratiquée à ce moment montre une lymphocytose
moyenne, trente éléments par champ. Dix jours plus tard tout
symptôme avait disparu et le liquide céphalo-rachidien était
redevenu normal.

Aucun symptôme spinal.

OBSERVATION XV

(Chavigny, *in* th. Mathieu. Lyon 1903-1904.)

Oreillons. — Phénomènes méningitiques. — Ponction.
Amélioration. — Guérison.

Soldat, vingt et un ans. Entré à l'hôpital avec les oreillons,
mais a présenté dès son entrée des manifestations très nettes :
vomissements, céphalée, raideur de la nuque, Kernig. Strabisme quinze jours après son entrée : *ponction lombaire.* Le
liquide céphalo-rachidien s'échappe sous assez forte tension. On
en recueille environ 10 centimètres cubes. A la suite de la ponction, la céphalée et la diplopie diminuent. Le Kernig a presque
disparu. Le surlendemain de la ponction état général excellent ;
le malade se lève et demande un supplément de nourriture. Un
mois après son entrée, le malade sort guéri. Il subsiste un très
léger strabisme : Kernig complètement disparu.

Dopter, Nobécourt et Brelet, Netter ont rapporté des
faits semblables. Comby a observé un enfant chez
lequel on portait le diagnostic de méningite tuberculeuse ; l'enfant avait eu les oreillons peu de temps auparavant ; il s'agissait, en réalité, d'une méningite ourlienne ; la guérison fut rapide et complète.

D'ailleurs, il est bien établi que la lymphocytose
rachidienne n'est pas un phénomène banal au cours
des oreillons. A ce point de vue, une des observations

de Chauffard et Boidin est très probante. En effet, une première ponction, faite à la période d'état de la maladie, en pleine fluxion parotidienne, avait permis de constater un liquide céphalo-rachidien absolument normal; lorsque survint une poussée fébrile accompagnée de céphalée et de bradycardie, une nouvelle ponction donna alors issue à un liquide louche rempli de lymphocytes.

La connaissance de ces méningites ourliennes bénignes et cliniquement frustes n'est pas demeuré longtemps isolée. Dès 1905, Dufour et Giroux signalent plusieurs cas de scarlatine s'étant accompagnée de symptômes nerveux avec leucocytose rachidienne. Le premier a trait à une malade de vingt-trois ans qui, au cours d'une scarlatine, présenta de la céphalée, un peu de raideur de la nuque, de la bradycardie (51) qui persistèrent après la chute de la température. La ponction lombaire montra une lymphocytose nette. La céphalée diminua après la ponction et l'état s'améliora rapidement les jours suivants jusqu'à guérison complète. Chez deux autres scarlatineux ils observèrent le signe du sympathique au complet (myosis, rétrécissement de la fente palpébrale, enfoncement du globe oculaire) et de l'élévation de la température. Chez tous deux on constata de la leucocytose rachidienne; mais, dans l'un, la lymphocytose était pure, dans l'autre, il y avait en même temps de nombreux polynucléaires. Tous deux se terminèrent par la guérison. Dopter rapporte aussi à la même séance de la Société médicale des Hôpitaux de Paris deux cas de scarlatine et deux cas de rougeole avec syndrome méninge fruste et lymphocytose du liquide céphalo-rachidien. Il a pu noter les mêmes phénomènes dans un cas d'érysipèle de la face.

Comme on le voit, cette notion de méningite bénigne, essentiellement curable, développée à la suite d'une maladie infectieuse et caractérisée par une lymphocytose rachidienne prédominante ou exclusive, tend de plus en plus à se généraliser. N'est-ce pas dans ce groupe, qu'il convient de classer certaines méningites légères, apparemment primitives et qui, en réalité, doivent être secondaires à quelque infection passée inaperçue. L'observation suivante de Troisier et Brulé en est un exemple :

OBSERVATION XVI

(Troisier et Brulé — XXXVIe session. — Avancement des sciences.
Reims, 1er au 6 août 1907.)

Sur un cas de guérison rapide de méningite aiguë
à formule lymphocytique.

Jeune homme vigoureux, en pleine santé, ne présentant aucun antécédent morbide. Les accidents méningés éclatèrent, simulant la méningite tuberculeuse. La ponction lombaire révèle une lymphocytose exclusive. Il a été impossible de déceler aucun germe dans le liquide céphalo-rachidien. Les symptômes s'atténuèrent rapidement et la guérison était complète au bout d'une huitaine de jours. A ce moment la lymphocytose avait disparu. La guérison s'est maintenue sans séquelles.

Du « syndrome méningé des fièvres » se rapprochent beaucoup au point de vue pathogénique, évolutif et pronostique deux variétés d'accidents méningitiques :

nous voulons parler de la méningite syphilitique et des méningites toxiques.

Méningite syphilitique. — La méningite syphilitique mérite une place spéciale en raison des indications thérapeutiques qu'elle impose.

Elle n'est nettement connue que depuis quelques années.

Drouet, qui en fit dans sa thèse (1904) une étude d'ensemble, en rassembla huit observations à cette époque. (Bouchard, Pic et Regaud, Sicard et Roussy, etc...) Depuis le travail de Drouet, quelques nouveaux cas ont été publiés (Boidin et Weil, Claisse et Joltrain, Gaucher et Maloizel).

La méningite syphilitique peut être un accident tertiaire, comme dans les cas de Pic et Regaud, de Bouchard. Le plus souvent elle éclate au cours de la période secondaire, dans les deux premières années, parfois même à une époque extrêmement précoce; tout récemment Boidin et Weil ont publié un cas de méningite préroséolique.

Cliniquement elle peut reproduire tous les signes ordinaires des méningites aiguës y compris la fièvre. Celle-ci est même à peu près constante : dans presque tous les cas rapportés par Drouet elle s'éleva à 39 degrés et 40 degrés; dans un seul elle ne dépassa pas 38°4.

La formule cytologique du liquide céphalo-rachidien est presque toujours lymphocytaire. Dans quelques cas cependant, il y a des polynucléaires, qui peuvent même, à certains moments, devenir extrêmement nombreux, mais alors il s'agit de polynucléaires absolument intacts (Widal, Lemierre et Boidin). L'examen bactériologique a été constamment négatif.

On s'est demandé si ces modifications cytologiques n'étaient pas la règle chez tous les syphiliques. Milian, Crouzon et Paris ont trouvé le liquide céphalo-rachidien normal chez dix syphilitiques ne présentant aucun symptôme nerveux, et sur huit autres, pris au hasard, ils n'ont trouvé de la lymphocytose que chez ceux qui avaient de la céphalée. Il ne faut donc jamais omettre d'explorer les méninges chez les syphilitiques, alors qu'ils ne présentent qu'un symptôme isolé, notamment de la céphalée : « Si alors on découvre une lymphocytose même légère, le médecin doit se méfier et rechercher les symptômes nerveux les plus fugaces » (Widal).

Si l'on fait abstraction de ces manifestations frustes pour n'envisager que les cas où le syndrome méningitique est franchement accusé, on peut dire que l'évolution de la méningite syphilitique est relativement longue, vingt à trente jours en moyenne. Dans le cas de MM. Pic et Regaud, elle atteignit trois mois et demi. Les rechutes semblent être très fréquentes.

La guérison est la règle, à la condition toutefois qu'un traitement mercuriel suffisant ait été institué. Des huit observations rapportées dans la thèse de Drouet, deux seulement se terminèrent par la mort et dans ces deux cas précisément, le traitement avait été insuffisant (Bouchard, Sicard et Roussy).

OBSERVATION XVII

(Boidin et Weil. *Presse médicale*, 1907, p. 681.)

Méningite syphilitique secondaire aiguë (Méningite précoce préroséolique).

Homme de dix-huit ans, imprimeur.

9 août 1906. — Céphalée, demi-torpeur, attitude en chien de fusil, constipation; raideur de la nuque, Kernig, réflexes tendineux abolis, légère inégalité pupillaire. Dans la nuit il a déliré. T. = 37°5; P. = 55. Respiration régulière. La langue est saburrale. Liseré saturnin. Légère albuminurie.

On trouve un chancre induré balano-préputial. Aucun accident secondaire.

Les symptômes nerveux ont débuté trois semaines auparavant par une céphalée frontale très vive. Sa femme présente la cicatrice d'un chancre vulvaire; elle est en pleine éruption roséolique, a des plaques muqueuses buccales.

Traitement : 1 centigramme de biiodure de mercure par jour.

12 août. — Apparition d'une roséole.

13 août. — Les symptômes méningés s'améliorent.

15 août. — La roséole est très nette, le Kernig a disparu. Raideur de la nuque moins marquée. Les réflexes achilliens reviennent partiellement.

17 août. — La céphalée diminue, la constipation a disparu. Réflexes normaux. Kernig et raideurs disparus.

18 août. — Guérison.

Ponctions. — Quatre furent pratiquées :

1re (Deux jours après l'entrée) : Lymphocytose pure;

2e (Cinq jours) : Lymphocytose. Inoculations et cultures négatives;

3e (Quatorze jours) : Lymphocytose moyenne;

4e (Trente jours) : Lymphocytose légère.

OBSERVATION XVIII

(Claisse et Joltrain, *Soc. méd. des Hôp.*, 28 fév. 1908.)

Méningite syphilitique aiguë avec guérison.

Homme, trente-quatre ans. Entré à l'hôpital avec céphalée intense, vomissements et subdélire. Dans ses antécédents, plusieurs attaques de paludisme, la syphilis pour laquelle il fut traité un mois seulement et de l'éthylisme.

Le jour de l'entrée, crise épileptiforme avec phases toniques et cloniques, mais sans morsure de la langue, ni troubles sphinctériens. A l'examen, Kératisme palmaire et plantaire, inégalité upillaire et Argyll-Robertson.

Le soir même, délire furieux avec hallucinations visuelles.

Poumons sains. T. $= 39$ degrés.

Raideur de la nuque. Kernig.

On pense à une méningite tuberculeuse.

Ponction lombaire : Hypertension et lymphocytose. Pas de bacilles de Koch, ni de spirochète. Ensemencement sur gélose bouillon et eau peptonés négatifs. Inoculation au cobaye négative.

Traitement : injections de biiodure de mercure et injection intra-rachidienne d'électrargol.

Les jours suivants, syndrome méningé complet et l'on voit apparaître une monoplégie brachiale, mais les lésions cutanées tendent à disparaître et l'on pense à la méningite syphilitique. On pratique alors, outre les piqûres de biiodure, des injections de mercure colloïdal intra-rachidiennes. Sous l'influence de ces injections colloïdales, on note une inversion de la formule cytologique et la transformation de la lymphocytose en polynucléose. Peu à peu, le délire et les phénomènes paralytiques disparaissent; les lésions cutanées régressent au point de n'être plus visibles et le malade, entièrement guéri, sort de l'hôpital.

La guérison fut obtenue dans ces deux cas grâce au traitement mercuriel, qui fut particulièrement intense dans cette seconde observation (injection intra-rachidiennes de mercure colloïdal).

Le pronostic immédiat est donc très bon. Mais quel sera l'avenir de tels malades ? La lymphocytose n'avait pas complètement disparu dans le cas de Boidin et Weil au moment de la guérison. Dans l'observation de Widal et Le Sourd on put encore constater de la lymphocytose deux mois après la guérison, Le pronostic lointain et même prochain reste donc douteux : il faudra continuer longtemps après la disparition des symptômes méningés le traitement mercuriel intensif, car de tels malades après une semblable atteinte sont peut-être bien prédisposés à faire dans un avenir plus ou moins eloigné des accidents nerveux plus graves.

Méningites toxiques. — La pratique de plus en plus généralisée de la ponction lombaire a permis de découvrir des réactions méningées au cours de diverses intoxications exogènes ou endogènes, en particulier dans le saturnisme et dans l'urémie.

Mosny et Malloizel ont publié récemment une étude très complète de la méningite saturnine. Celle-ci peut être complètement latente et n'être révélée que par la ponction lombaire qui permet de déceler de la lymphocytose. D'autres fois elle donne quelques symptômes très frustes. Enfin, elle peut se rapprocher plus ou moins du tableau des méningites aiguës.

Récemment, Chauffard a publié une observation d'urémie avec polynucléose rachidienne aseptique ;

état méningé qui fut d'ailleurs très éphémère et disparut en quelques jours. Villaret et Tixier ont signalé un fait analogue dans l'éclampsie puerpérale.

Toutes ces manifestations méningées se terminent habituellement par la guérison. Il est vrai qu'avec elles on est bien éloigné à tous points de vue des méningites aiguës véritables.

**

En résumé, les méningites survenant au cours des maladies aiguës se divisent en deux classes :

1° D'une part, les méningites dues à une détermination microbienne au niveau des enveloppes du névraxe : tantôt suppurées et graves elles rentrent au point de vue du pronostic et de la curabilité dans le groupe des méningites cérébro-spinales ; tantôt affectant la forme séreuse, elles présentent une gravité beaucoup moindre, mais sont cependant justiciables, le cas échéant, des mêmes moyens thérapeutiques et en particulier des injections intra-rachidiennes de métaux colloïdaux.

2° D'autre part, les états méningés amicrobiens, d'origine probablement toxinienne, qui sont extrêmement fréquents au cours des maladies infectieuses et et qui sont essentiellement bénins. Ici, l'évolution est généralement rapide et la guérison spontanée : une seule ponction lombaire suffit souvent à amener un soulagement définitif : il n'y a d'ailleurs aucun inconvénient à répéter celle-ci en l'associant à la balnéation chaude, si les symptômes méningitiques sont tenaces. Mais il faudra s'abstenir des injections colloïdales intra-rachidiennes qui ne feraient qu'aggraver la situation,

Nous avons vu, qu'au point de vue thérapeutique, la méningite syphilitique mérite une place a part. Ici. c'est la médication spécifique mercurielle appliquée de façon intense, qui est impérieusement indiquée. Aussi, dans les cas douteux, dans tous ceux où l'origine du syndrome méningé restera obscure, sera-t-il prudent d'y recourir.

CHAPITRE IV

MÉNINGITES TRAUMATIQUES

La méningite traumatique peut survenir dans
diverses conditions : tantôt la cavité arachnoïdienne
est infectée immédiatement au moment du traumatisme
(corps étrangers, mise en communication avec l'exté-
rieur, avec un foyer de fracture ouverte); tantôt elle
s'infecte par contiguité, lorsqu'il se développe à son
voisinage un foyer infectieux consécutif au traumatisme (érysipèle, abcès, ostéite produite à la suite
d'une fracture).

Sa cause la plus habituelle est constituée par les
fractures du crâne, et cela s'explique par ce fait que ces
fractures, surtout celles de la base, sont le plus souvent des fractures ouvertes : l'agent infectieux vient
alors du nez, du pharynx, de l'oreille. On peut la voir
se produire à la suite d'opérations sur le crâne, sur les
sinus frontaux et l'orbite, sur l'oreille. Un corps étranger peut pénétre dans la cavité cranienne : baguette de
fusil ayant pénétré par les fosses nasales (Moty),
baleine de parapluie introduite par l'oreille (Hamaide
et Cheval, etc.).

Elle survient le plus souvent dans la semaine qui
suit le traumatisme, du troisième au huitième jour :
.Elle peut apparaître beaucoup plus tard, des semaines,

des mois après l'accident, lorsqu'à la suite du traumatisme il reste une plaie suppurante (Tuffier), un os
nécrosé (Schlesinger), un foyer de suppuration superficiel ou profond.

La méningite traumatique est le plus souvent généralisée : « C'est la plus généralisée de toutes les
méningites » (Chipault). Nous verrons cependant que
dans quelques cas, elle s'est montrée localisée, et dans
ceux-ci l'intervention fut suivie de succès. Il est certain
d'ailleurs qu'il ne s'agit pas là de méningites généralisées d'emblée, mais bien de méningites qui se
généralisent plus ou moins rapidement. Il est donc
logique de supposer que l'opération venant à temps,
c'est-à-dire au début, pourra donner quelques résultats
heureux.

Depuis Duplay, il est d'usage de décrire à la méningite traumatique, une évolution schématique en trois
phases : une phase prodromique caractérisée par une
légère tendance à la somnolence ou au contraire par
une excitation suspecte ; à la phase d'invasion, ces
phénomènes s'accusent davantage, la somnolence tend
vers le demi-coma, ou bien l'excitation s'exagère con-
sidérablement, en même temps que la céphalée devient
plus pénible ; enfin à la période d'état, qui est aussi la
période terminale, le malade devient comateux, les
symptômes paralytiques se produisent et la mort ne
tarde pas à mettre fin à la scène.

Dans les cas ordinaires l'évolution est assez rapide,
dure de trois à huit jours : Ces cas correspondent à
la forme aiguë ou suraiguë, où la généralisation de
l'infection méningée se complète très rapidement,

Mais à côté de ceux-là il en est d'autres, et ce sont les plus intéressants au point de vue qui nous occupe, où la généralisation est plus lente, où la méningite reste localisée pendant un certain temps, où l'évolution est subaiguë et peut même présenter des rémissions, toujours trompeuses, il est vrai, si l'on n'intervient pas.

La méningite traumatique est d'une gravité extrême. Nous n'avons pu trouver dans la littérature qu'un très petit nombre d'observations suivies de guérison : Nous les rapportons toutes ici.

I. — CAS GUÉRIS SPONTANÉMENT OU A LA SUITE DE PONCTIONS LOMBAIRES

Dans quatre cas la guérison est survenue spontanément ou sans autres interventions qu'une ou plusieurs ponctions lombaires.

Mignon, à la Société de Chirurgie, rappelait un cas de Sabadini, où le blessé guérit sans aucune opération, après avoir présenté de l'élévation de la température, une dilatation légère des pupilles et le signe de Kernig. Le signe de Kernig a sans doute une grande valeur, mais cependant il reste un doute au sujet du diagnostic de méningite traumatique, en l'absence du contrôle de la ponction lombaire.

Il en est de même du cas suivant (de Grossich), de méningite consécutive à une fracture de la base du crâne.

OBSERVATION XIX

(Grossich, *Wien. Klin. Wochen*, 1889, n° 20.)

Grossich a rapporté un cas très intéressant de fracture de la
base du crâne avec méningite cérébro-spinale et guérison. Chez
un homme de trente et un ans, avec fracture de la base, manifestée
par de la surdité de l'oreille droite, et l'écoulement par le nez
du liquide céphalo-rachidien; au bout de huit jours, pendant
lesquels le blessé ne se sentait nullement indisposé et était en
état de marcher, survinrent tout à coup de l'élévation de température de 38 à 41 degrés et de très violentes douleurs dans la
tête, le cou et la colonne vertébrale, avec rigidité, inquiétude,
phobie. La morphine n'était d'aucun effet. Au bout de quinze
jours, la température tomba, les douleurs cessèrent et le malade,
réduit à un état squelettique, recommença à manger et huit
jours plus tard il put retourner chez lui complètement guéri.

Voici une observation où la guérison est survenue
simplement à la suite de ponctions lombaires répétées :

OBSERVATION XX

(Chastenet de Géry, *in* thèse de Meslier, Paris, 1907.)

Joseph P..., trente-quatre ans, camionneur, entre le 27 octobre 1906, salle n° 7, avec le diagnostic de fracture de la base du
crâne.

22 octobre. — Vers 5 heures du soir, P... a fait une chûte de
la hauteur du siège de son camion (2 mètres environ) sur la tête.
Il a été relevé et transporté chez lui sans connaissance. Un
médecin [1] appelé, constate de nombreuses contusions sur le
membre supérieur et le membre inférieur droits; au niveau, et
un peu au-dessus de l'arcade sourcilière droite, existe une petite
plaie transversale qui, après désinfection, est suturée. Le repos
le plus absolu est ordonné.

23 octobre. — Ce matin, le malade est sorti du coma, mais il reste un état d'obnubilation légère. Pendant la nuit, il a une épistaxis assez abondante. Les paupières droites sont le siège d'une forte ecchymose.

24 octobre. — L'état général est bon. La température n'a pas dépassé 37°2. Cependant, les paupières, difficilement écartées, laissent entrevoir une ecchymose sous-conjonctivale assez étendue. Le médecin, spécialiste des maladies du naso-pharynx, constate l'issue de liquide céphalo-rachidien très clair au niveau de la lame criblée de l'ethmoïde. Il n'y a pas eu d'écoulement de sang par l'oreille : les membranes tympaniques sont intactes. — Le diagnostic de *fracture de l'étage supérieur de la base du crâne* est nettement posé.

25 octobre. — L'état reste le même; le malade a reposé à plusieurs reprises dans la journée. Il y a toujours écoulement de liquide céphalo-rachidien par les narines.

26 octobre. — Le tableau s'est un peu modifié. Le blessé se plaint d'un violent mal de tête et de courbatures dans les membres.

27 octobre. — La céphalée s'est aggravée; le malade a eu des frissons dans la nuit. Il n'a pas eu de selles depuis quarante-huit heures, et, à plusieurs reprises, a vomi sans efforts : vomissements bilieux. Il y a un peu de raideur de la nuque; le signe de Kernig est très net.

En présence de l'aggravation des symptômes, le médecin conseille de faire entrer le malade à l'Hôtel-Dieu. Il y est conduit le soir même, et admis à la salle 7, lit n° 3.

28 octobre. — Le blessé est examiné par M. Chastenet de Géry. La température est à 37°5. En présence des antécédents et de l'existence de la raideur de la nuque, du signe de Kernig et de l'état fébrile, une ponction lombaire est faite dans la position latéro-ventrale.

On retire **6** centimètres cubes environ de liquide louche, mais uniquement louche, dans lequel on constate bientôt la formation d'un énorme coagulum fibrineux.

Pas de globules rouges.

Polynucléaires, 83 pour 100.

Grands mononucléaires, 3,5 pour 100.

Cellules de Matzellen, 5,5 pour 100.

Lymphocytes, 8 pour 100.

Le soir, température 39°2. La céphalée persiste. Les vomissements se sont renouvelés.

29 octobre. — Température : matin 37°4, le soir 38°4.

Nouvelle ponction de 8 centimètres cubes : la formule s'est modifiée.

Polynucléaires, 11 pour 100.

Grands mononucléaires, 62 pour 100. .

Moyens mononucléaires, 4 pour 100.

Lymphocytes, 20 pour 100.

On a encore constaté l'existence d'un coagulum très dense. Il n'y avait pas de globules rouges.

La céphalée a diminué après la ponction. La raideur de la nuque persiste, mais le signe de Kernig, très évident le matin, demande a être recherché le soir.

30 octobre. — Température : matin 37°3, le soir 38°3.

Troisième ponction lombaire de 10 centimètres cubes ; liquide toujours louche, coagulum fibrineux après repos.

Polynucléaires, 5 pour 100.

Grands mononucléaires, 65 pour 100.

Moyens mononucléaires, 7 pour 100.

Lymphocytes, 22 pour 100.

Dans l'après-midi, le malade a ressenti de violents frissons ; il se plaint de douleurs dans le côté droit ; la respiration est gênée et saccadée. A l'auscultation, on constate l'existence d'un foyer de râles fins, au niveau de la pointe de l'omoplate droite, un peu en dehors.

Traitement ordinaire de la broncho-pneumonie : cataplasmes sinapisés, potion de Todd.

31 octobre. — Température : matin 38°4 ; le soir 38°8.

Le foyer broncho-pneumonique s'est un peu étendu. Les râles sont plus nombreux ; le malade tousse.

Le signe de Kernig a disparu. La céphalée est de moins en

moins ive. Les vomissements deviennent rares. Mais la constipation reste opiniâtre.

1ᵉʳ novembre. — Température : matin 37°9, soir 38°2.

La nuit a été bonne ; le malade est calme, moins oppressé.

2 novembre. — Température : matin 37°2, soir 38°6.

Le foyer broncho-pneumonique tend à disparaître.

Quatrième ponction, 12 centimètres cubes ; liquide trouble ; léger coagulum fibrineux.

Polynucléaires, 1 pour 100.

Grands mononucléaires, 13 pour 100.

Moyens mononucléaires, 21 pour 100.

Lymphocytes, 65 pour 100,

Pendant les 2 jours suivants, l'état général est bon. La céphalée diminue. La température varie entre 37 degrés et 37°4.

5 novembre. — Nouvelle ponction lombaire de 12 centimètres cubes. Le liquide est plus clair.

Polynucléaires, néant.

Grands mononucléaires, 3 pour 100.

Moyens mononucléaires, 2 pour 100.

Petits mononucléaires, 3 pour 100.

Lymphocytes, 86 pour 100.

La constipation est toujours opiniâtre ; lavements glycérinés.

6 novembre. — Température : matin 37°2.

Le malade est plus agité, et dans la soirée, le thermomètre monte à 38°6. A l'auscultation, on entend sur la ligne axillaire, au tiers supérieur du poumon droit, un foyer soufflant entouré d'une zône de râles fins. Traitement : cataplasmes sinapisés, ventouses, etc.

Les jours suivants, on assiste à l'évolution de ce nouveau foyer de broncho-pneumonie ; la dyspnée, intense le premier jour, va diminuant ; les râles se modifient, pendant que la température tombe de 38°6 à 36°8 après avoir subi les oscillations classiques.

7 novembre. — Matin 37°6, soir 38°2.

8 novembre. — Matin 37 degrés, soir 38 degrés.

9 novembre. — Matin 37 degrés, soir 37°4.

10 novembre. — Matin 36°8, soir 37 degrés.

Pendant ce temps, le signe de Kernig, qui avait presque disparu, est redevenu très net.

12 novembre. — Nouvelle ponction lombaire de 10 centimètres cubes. — Le liquide céphalo-rachidien est opalescent ; pour la première fois, le coagulum ne s'est plus formé spontanément. Après centrifugation, on établit la formule cytologique suivante :

Polynucléaires, 8 pour 100.

Grands mononucléaires, 12 pour 100.

Moyens mononucléaires, 17 pour 100.

Petits mononucléaires, 11 pour 100.

Lymphocytes, 52 pour 100.

A partir de ce jour, l'amélioration est rapide. La température ne dépasse pas 37 degrés le soir ; la céphalée est presque disparue ; la constipation a enfin cédé. L'état d'obnubilation, qui avait persisté, très peu accentué, il est vrai, disparaît. Le malade se plaint seulement de douleurs lombaires avec irradiations dans les membres inférieurs.

16 novembre. — Ponction lombaire de 10 centimètres cubes, liquide citrin. A l'examen, on ne trouve pas de globules rouges.

18 novembre. — Le malade commence à se lever.

1er décembre. — Il sort de l'hôpital complètement guéri.

Il s'agit donc là de phénomènes méningés développés quatre jours après une fracture de l'étage supérieur de la base du crâne. La ponction lombaire pratiquée deux jours plus tard, au moment où le syndrome méningé était bien constitué, laissa s'écouler un liquide louche, donnant lieu à la formation d'un énorme coagulum fibrineux. La cytologie révèle une polynucléose presque exclusive (83 pour 100). Une nouvelle ponction pratiquée le lendemain montre que le taux des polynucléaires est déjà tombé à 11 pour 100 ; le surlendemain il n'est plus que de 5 pour 100. Les ponctions suivantes au nombre de cinq, permirent de constater que la formule cytologique s'orientait vers la mononucléose et la lymphocytose, comme cela a lieu dans les méningites qui évoluent vers la guérison. Chaque ponction lombaire fut suivie d'une amélioration évidente des symptômes. Un mois environ après le début, le malade était complètement guéri.

Les examens cytologiques rapportés ci-dessus ne donnent aucun renseignement sur l'état de conservation des polynucléaires, ce qui eût été très important, et de plus aucun ensemencement, ni aucun examen bactériologique n'a été fait ; si bien que le diagnostic doit hésiter entre réaction méningée aseptique et méningite séreuse. Dans l'une ou l'autre hypothèse on s'explique assez bien la bénignité relative du syndrome méningé et le succès de la thérapeutique décompressive par les ponctions lombaires répétées. Ce fait est donc intéressant, car il montre que même parmi les méningites traumatiques si graves d'habitude, il peut y avoir des formes bénignes ; et ici, sans le contrôle de la ponction lombaire, on aurait assurément parlé de méningisme.

II. — CAS TRAITÉS CHIRURGICALEMENT

L'intervention chirurgicale a été pratiquée dans de nombreux cas de méningites traumatiques, et plus souvent que la littérature ne le laisse supposer, car on ne publie pas tous les insuccès. Elle est le plus souvent bien décevante. Aussi Chipault écrit-il dans son article du *Traité de Chirurgie* que, en présence de la « méningite déclarée, le rôle du chirurgien est tout à fait secondaire ». Il dit bien que l'on peut tenter des opérations, mais il « doute qu'on puisse retirer de ces tentatives chirurgicales, même les plus hardies, des résultats très satisfaisants. »

Marion constate qu'il n'existe encore aucun fait d'intervention suivie de succès dans la méningo-encéphalite diffuse. Gérard-Marchant dit cependant qu'il n'est pas illogique de proposer pour cette complication toujours mortelle le traitement accepté aujourd'hui contre la péritonite aseptique, c'est-à-dire l'ouverture large de la cavité et la toilette des enveloppes.

Nous avons trouvé 14 cas où l'intervention chirurgicale a été suivie d'un succès temporaire ou définitif. Les opérations pratiquées ont été assez différentes.

A. Intervention au niveau du foyer infectieux. — Dans ces cas, les chirurgiens se sont contentés d'agir sur le foyer infectieux qui était à l'origine des accidents méningés, mais sans tenter le drainage de la cavité arachnoïdienne elle-même.

OBSERVATION XXVI

(Dieu, Soc. de Chirurgie, 5 avril 1885.)

Fracture directe du pariétal droit avec plaie et enfoncement circonscrit. Accidents méningitiques au dixième jour. Trépanation. Cessation immédiate des accidents. Guérison.

N. A..., soldat, de forte constitution.

Dans la nuit du 1er au 2 janvier, il reçoit un violent coup de

pierre au niveau de l'angle postéro-supérieur du pariétal droit ;
il tombe et reste sans connaissance environ un quart d'heure.
puis relevé par ses camarades, il reprend ses sens, peut marcher
et rentrer facilement seul à la caserne.

2 janvier. — Il se présente la tête inondée de sang et est
envoyé à l'hôpital du Day, où l'on constate plaie contuse de
4 centimètres d'étendue allant jusqu'à l'os : à ce niveau enfoncement de la paroi osseuse, bien limité par un félure de la table
externe.

Aucuns symptômes généraux, ni cérébral.

Nettoyage de la plaie et pansement antiseptique.

Amélioration rapide, la plaie bourgeonne et se rétrécit.

9 janvier. — Il demande à se lever,

10 janvier. — Il se lève, quitte la salle et va s'asseoir une heure
sur les bancs du jardin. Le thermomètre marquait toujours
37 degrés, matin et soir.

11 janvier. — Au matin T. = 39°5, P. = 100. Le malade a
mal dormi. A la visite : cris plaintifs, demi-coma, violentes
douleurs de tête. Quelques nausées, soubresauts de tendons surtout dans le membre supérieur gauche. Hyperesthésie cutanée
surtout à gauche. Rien du côté des yeux, sauf un peu de paresse
du releveur de la paupière gauche. Aucune complication locale
du côté de la plaie.

Calomel, 1 gramme, lavement purgatif.

Le même jour, à midi, T. = 40°3, à 3 heures T. = 39°5.
Même état grave. Séance tenante on pratique opération.

Trépanation au niveau de l'enfoncement du pariétal qui est de
forme elliptique, dirigé de l'angle postéro supérieur vers l'angle
inféro-antérieur (43 millimètres × 3 centimètres). La plus large
couronne du trépan, placée sur l'os sain, au bord antéro-interne
de la félure, ne permet pas de mobiliser le plateau enfoncé ; une
deuxième rondelle osseuse enlevée à côté de la première facilite
l'ablation par morceaux de la table externe et de la table interne
également fracturées. La dure-mère mise à nu dans une étendue
de 4 centimètres carrés, montre sur sa face externe, à la partie
antérieure de la plaie, un gros caillot adhérent et dur, et en

arrière quelques gouttes de pus s'écoulent au moment où à l'aide de l'élévation on fait sauter le fragment postérieur ; on ne touche pas au caillot ; même pansement qu'avant l'opération.

Revenu du sommeil chloroformique, le malade a une céphalalgie moins vive et répond mieux aux questions. Cependant, à 9 heures du soir, il a encore des soubresauts de tendons, il pousse des gémissements et sa température est de 40°2.

12 janvier. — T. = 39°8 le matin. Hébétude persistante, soubresauts de tendons, moins d'hyperesthésie.

Calomel, 1 gramme, lavement purgatif.

Application : chaque apophyse mastoïde de 10 sangsues successivement 2 par 2.

13 janvier. — T. = 37 degrés le matin et 37°8 le soir. Mal de tête léger, bon sommeil, disparition de tous les symptômes méningitiques. Deux selles abondantes.

14 janvier. — T. = 37°2 matin et 38°2 le soir. Etat général excellent.

Potage, un œuf.

15 janvier. — T. = 37 degrés matin et soir. Etat général très bon. La plaie a un excellent aspect.

16 janvier. — T. = 36°8 matin et soir. Plus de mal de tête, bon appétit. Selle abondante.

17, 18, 19, 20 janvier. — Même état général excellent.

21 janvier. — Le malade se lève.

Les jours suivants, il circule librement.

26 février. — La plaie est complètement cicatrisée.

Ici, comme on le voit, l'auteur a simplement ouvert et nettoyé un petit hématome extra-dure-mérien en voie de suppuration. La dure-mère n'a pas été incisée, aucune ponction n'a été faite. Et cependant les accidents se sont rapidement améliorés. On peut supposer dans ce cas encore, que les symptômes étaient dus à une réaction méningée, sans méningo-encéphalite vraie, probablement même sans infection véritable de la cavité arachnoïdienne.

Dans l'observation suivante de Tuffier, l'intervention au niveau du foyer infectieux a été combinée avec la ponction lombaire.

OBSERVATION XXII

(Tuffier, *Tribune médicale*, 1905.)

3o janvier 1905. — Un homme de trente-quatre ans entre salle Malgaigne, n° 8, à l'hôpital Beaujon, pour une complication éloignée d'une fracture du crâne. Le 14 août 1904, c'est-à-dire *cinq mois avant son entrée*, il était tombé d'un wagon en marche et sa tête avait porté directement sur le ballast. Après cet accident, il resta deux jours sans reprendre connaissance ; puis il se remit peu à peu, n'ayant gardé comme trace de sa chute qu'une plaie suppurante du cuir chevelu. Il ne fit aucune attention à cet incident et supprima tout pansement.

Après un mois de repos pendant lequel sa plaie ne se cicatrisa pas, il reprit son travail. Au bout de quinze jours, il ressentit, sans cause appréciable, une violente *céphalalgie* frontale et occipitale accompagnée de douleurs lancinantes dans l'oreille et l'œil droits. Ces douleurs, à forme paroxystique, s'accompagnèrent bientôt de vomissements ; le malade fut alors admis à l'hôpital de Mantes où il resta une quinzaine de jours ; il fut traité par l'antipyrine, ses douleurs se calmèrent, il put quitter l'hôpital et reprendre de nouveau son travail. Mais bientôt les douleurs reviennent plus intenses, et le malade entre à Beaujon, le 3o janvier 1905.

En examinant la région frontale supérieure et un peu à droite de la ligne médiane, je trouvai, en écartant légèrement les cheveux, une plaie suppurante au milieu de laquelle j'aperçus un os jaunâtre qu'un stylet démontrait être une esquille du frontal enfoncée à ce niveau. J'ajouterai qu'il existait un strabisme convergent notable et une diminution considérable du champ visuel du côté droit. Après désinfection préalable de la plaie, j'enlevai, le 3 février 1905, une *large esquille* enfoncée dans la dure-mère. Le malade sortait incomplètement guéri le 9 mars et, le 24 mars, il nous revenait après avoir eu un *érysipèle du cuir chevelu* et dans l'état suivant : toute la région, du crâne au niveau de la perte de substance, était soulevée par une tumeur chaude, animée de battements isochrones à ceux du pouls, rouge et très douloureuse; photophobie intense, strabisme convergent, raideur de la nuque, léger subdélirium, signe de Kernig, température à grandes oscillations. Je pensai à un abcès j'ouvris la tuméfaction, il en sortit du pus, mais, trois à quatre jours après, le cerveau faisait hernie à travers les lèvres de la plaie sous la forme d'une tumeur rouge, pulsatile, du volume d'une noix. Attouchement de toute cette tumeur à la teinture d'iode, pansement légèrement compressif·et aseptique, ponction lombaire.

Ce sont les résultats donnés par cette ponction qui avait ici le double but de confirmer le *diagnostic* et de permettre, par décompression cérébrale, de *diminuer le volume de la hernie du cerveau*, ce sont, dis-je, ces résultats qui sont tout à fait démonstratifs. Voici la note qui m'a été remise par mon chef de laboratoire M. Mauté :

« La ponction lombaire permet de retirer 5 centimètres cubes de liquide de teinte *purulente*, et qui donne, en effet, après centrifugation, un culot abondant de leucocytes à prédominance nettement polynucléaire, une partie du liquide ensemencée sur milieux usuels aérobies a donné naissance uniquement à des colonies de *staphylocoques*. Deux autres ponctions, à trois jours d'intervalle, donnèrent issue à un liquide de même aspect dont l'examen bactériologique ne fut pas pratiqué.

Peu à peu, la nuque devient d'abord moins raide, la colonne vertébrale s'assouplit, le subdélirium disparaît, la tumeur céré-brale est atrophiée, racornie, desséchée, sans aucun suintement, la cicatrisation est complète le 25 mai 1905, c'est-à-dire deux mois après le développement de sa maladie.

J'ai eu l'occasion de revoir ce malade il y a quelques jours;

il revenait me demander un certificat. L'intelligence était
intacte, les mouvements des yeux absolument libres; l'examen
de la motilité et de la sensibilité ne décelait aucun trouble; il
n'existait pas d'exagération des réflexes.

Nous n'avons pas voulu faire à cet homme une nouvelle
ponction lombaire qui eût pu nous démontrer le retour du
liquide céphalo-rachidien à l'état normal, mais rien dans l'examen clinique de son système nerveux ne permettait de relever
un accident imputable à une méningite quelconque.

Il s'agit là d'accidents méningitiques traumatiques
tardifs développés plusieurs mois après une fracture de
la voûte, chez un malade ayant gardé une plaie suppurante du cuir chevelu et chez lequel se développa un
phlegmon du cuir chevelu post-érysipèlateux. L'intervention consista simplement en l'incision et le nettoyage de l'abcès du cuir chevelu (une esquille avait
été enlevée un mois et demi auparavant). La ponction
lombaire donna un liquide de teinte purulente; il y
avait une polynucléose presque exclusive; l'ensemencement donna lieu à des cultures de staphylocoque.
Trois ponctions ont été pratiquées à trois jours d'intervalle. La guérison fut complète au bout de deux mois.
Il s'est bien agi de méningite bactérienne et non de
réaction méningée. De tels faits doivent rester excep-
tionnels.

B. **Interventions ayant porté sur les méninges elles-mêmes.** — Ce sont les cas de beaucoup
les plus nombreux. Le but poursuivi a été le nettoyage
et le drainage de la cavité arachnoïdienne infectée.
Les auteurs se sont guidés pour leurs opérations soit

sur le siège du traumatisme (en particulier lorsqu'ils avaient à faire à des lésions de la voûte) soit sur des symptômes nerveux localisateurs (convulsions, paralysies). Les trépanations ont été généralement assez larges, quelquefois bilatérales : les méninges couvertes de pus ont été détergées, nettoyées, lavées, et un drainage était installé. En outre, dans tous les cas où cela fut possible, on intervint en même temps du côté du foyer infectieux. Ce dernier point est important. Voici une observation de Marion intéressante à ce point de vue.

OBSERVATION XXIII
(Marion, Chirurgie du système nerveux.)

En 1900, appelé dans le service de Michaux pour un malade qui commençait une méningo-encéphalite traumatique, consécutive à une sinusite frontale provoquée par la présence d'une balle de revolver, il pratiqua une hémicraniectomie du côté atteint, ouvrit la dure-mère et perfora en plusieurs endroits la nappe sous-arachnoïdienne qui contenait du pus; il termina par un large drainage. L'amélioration fut telle, pendant trois jours, que Michaux considérait le malade comme sauvé. Au quatrième jour, les accidents reparurent et le malade succomba.

L'amélioration à la suite de l'intervention fut très manifeste. Marion attribue la réapparition des phénomènes méningitiques à la persistance du foyer infectieux causal : il avait eu le tort de ne pas agir aussi du côté du sinus frontal qui était ouvert insuffisamment, se vidait mal et devait naturellement constituer un danger permanent pour la réinfection des méninges.

L'observation suivante de Luc peut être opposée à

ce point de vue à celle de Marion. Il s'agit d'une méningite post-opératoire, reconnaissant pour point de
départ une infection du sinus frontal. La guérison fut
obtenue : l'action porta à la fois sur le sinus et sur les
méninges.

OBSERVATION XXIV

(Luc, rapport de Berger à la Société de Méd. de Paris, 2 mars 1897.)

Femme de trente-trois ans, atteinte depuis trois ans de tuméfaction correspondant au sinus frontal. Pensant qu'il s'agissait
d'un kyste, Luc pratiqua une résection de la paroi antérieure
du sinus frontal, d'où s'écoule une certaine quantité de liquide
colloïde, et d'où il retira, par curetage, une masse fongueuse,
qui fut reconnu pour un sarcome fuso-cellulaire.

La réunion de l'incision échoua; la suppuration se développa
dans le sinus et, un mois après, il fallut rouvrir la plaie et
agrandir la trépanation. On reconnut l'existence d'un prolongement intra-orbitaire de la tumeur, qui fut extirpée par résection
de la paroi supérieure de l'orbite.

Malgré le drainage de ce foyer, des phénomènes méningitiques et de la parésie gauche apparurent vers le huitième jour.
Luc agrandit la trépanation primitive, attaqua la paroi profonde
du sinus qui était saine et *trouva à la surface de la pie-mère
une nappe de pus*.

La surface purulente fut lavée et désinfectée, et on bourra le
sinus et la plaie de gaze iodoformée.

A la suite de cette opération, le malade sortit de l'état comateux. La guérison fut retardée par une pneumonie qui entra en
résolution le neuvième jour.

Les dix observations qu'il nous reste à rapporter ont
été suivies aussi de guérisons définitives. Elles ont
trait pour la plupart à des fractures du crâne (sept de

la base, deux de la voûte). Une autre est un cas de méningite consécutive à une blessure du rachis.

OBSERVATION XXV

(Barth, *Centralblatt f. Chir.*, 1901.)

Malade ayant reçu un coup de couteau dans le dos, près de l'angle inférieur de l'omoplate droit. Quelques jours après, le malade éprouva une douleur dans la jambe gauche. Pas de troubles de la sensibilité à l'examen direct. Vessie et intestin intacts. Au bout de sept jours, fièvre assez élevée. A un examen plus minutieux, on s'aperçoit que la plaie avait suppuré.

On ouvrit et élargit la plaie; on la nettoya, mais les symptômes d'une méningite suppurée non douteuse apparurent. La température s'éleva davantage, un violent mal de tête et une forte agitation accompagnée d'une douleur dans le dos, raidissement de la nuque jusqu'à production d'épisthotonos très marqué; vomissements. Rien ne manquait pour affirmer méningite rachidienne.

Barth fait pour cela, le onzième jour après la blessure, une ponction lombaire. Il retire un *liquide trouble contenant des globules de pus et des staphylocoques.*

La lamnectomie fut aussitôt entreprise. Elle montra un abcès extra-dure-mérien du canal vertébral. Elle montra aussi que le couteau avait pénétré obliquement de droite à gauche entre les huitième et neuvième arcs vertébraux et avait atteint la dure-mère sur une étendue d'un demi-centimètre.

De cette petite incision s'écoule un liquide céphalo-rachidien trouble. Pour faciliter l'écoulement, on agrandit la plaie de la dure-mère en prolongeant l'incision dans le sens longitudinal et on tamponne avec gaze iodoformée.

Après cette intervention, la douleur de tête et la raideur de la nuque s'apaisèrent notablement. La température tomba à la normale passagèrement pour s'accroître de nouveau les jours suivants et, de plus, s'accompagner de phénomènes généraux très graves. Comme il n'y avait pas de suppuration dans la blessure et sur la dure-mère, la cause de la fièvre devait se trouver au-dessous de celle-ci. Pour cela, on fait deux jours après une nouvelle ponction lombaire, qui donna issue, en effet, à une goutte de pus épais. Barth se décide à faire une seconde lamnectomie dans la région lombaire, pour drainer par là le sac dural.

Lorsque les lames furent enlevées et la dure-mère incisée et soulevée, les filets de la queue de cheval firent saillie, sous une forte pression, dans la brèche vertébrale. En dissociant minutieusement les filets nerveux, on voit arriver du pus en quantité considérable (quelques cuillerées). On introduit prudemment deux drains longs et minces vers le haut, de façon à ce que le drainage se fasse de haut en bas.

Avec des lavages quotidiens, la fièvre céda rapidement. La suppuration se tarit progressivement et, le septième jour après la dernière opération, on put enlever les drains.

Consécutivement à la dernière intervention, il s'est produit une paralysie des deux jambes, de la vessie et du gros intestin, malgré toute la prudence avec laquelle la queue de cheval a été maniée. Heureusement, cela ne fut que passager. Tous ces phénomènes paralytiques disparurent progressivement et presque complètement. Le malade a gardé une certaine faiblesse dans la jambe gauche et une anesthésie légère de la face dorsale de la jambe droite, ainsi qu'une anesthésie à la douleur d'une partie de la région antéro-latérale de la région lombaire gauche.

Tous ces phénomènes sont dus probablement à la lésion de la moelle et de quelques racines de la région dorsale et lombaire. A part cela, le malade se porte bien ; il remue librement la colonne vertébrale dans tous les sens.

OBSERVATION XXI

(Kümmel, de Hambourg, XXXIVe Congrès de la Société allemande de chirurgie.)

Homme de trente-trois ans, qui avait une fracture de la base du crâne. Consécutivement apparurent des signes de méningite suppurée. La ponction lombaire donna un liquide purulent. Au dixième jour, Kümmel trépana le blessé, qui n'avait presque plus de pouls ; il enleva de chaque pariétal des rondelles de la dimension de 5 marks et introduisit des lanières de gaze vers la base du crâne aussi profondément que possible.

L'amélioration ne se fit pas attendre. Le troisième jour, une ponction lombaire donna encore issue à du liquide louche ; le sixième jour, celui-ci fut tout à fait clair.

Quand, au seizième jour, le malade recommença à parler, on s'aperçut qu'il était atteint d'une aphasie et d'une agraphie complètes. Celles-ci disparurent et au bout de quatre semaines le blessé rétabli reprenait son travail.

OBSERVATION XXVII

(Hamaide, Soc. clin. des hôp. de Bruxelles, 13 juillet 1907)

Blessure des méninges, du cerveau et du ventricule latéral gauche par corps étranger ayant pénétré par l'oreille ; méningite ; trépanation ; guérison.

Jenne garçon, onze ans, à qui, le 18 mai, un de ses camarades avait enfoncé une baleine de parapluie par l'oreille.

21 mai. — Il entre dans le service de Cheval avec des symtômes de méningite nettement caractérisée ; l'examen du conduit auditif révèle un tympan intact, mais un épitympan perforé.

25 mai. — Cheval intervient. Large résection du temporal, de la paroi supérieure du conduit et du toit de la caisse. A ce niveau existe une perforation correspondant à une déchirure de la dure-mère ; une sonde cannelée pénètre sans effort de quelques centimètres dans le cerveau qui est en hypertension et ne bat plus. Une veine thrombosée de la dure-mère aboutit, vers la pointe du rocher, à une large plaque de pachyméningite, où se trouve accumulée une certaine quantité de liquide louche auquel on donne issue. Cheval recherche en vain, par la fistule de la dure-mère, la présence d'une collection purulente ; il ponctionne

alors le ventricule latéral gauche, d'où *s'écoule aussitôt un liquide céphalo-rachidien trouble*. A ce moment l'hypertension de la masse cérébrale disparaît et les battements reparaissent. Le trajet fistuleux du cerveau est alors drainé au moyen d'une bande de gaze iodoformée, pénétrant jusque dans le ventricule. Pansement légèrement compressif.

26 mai. — La fièvre est tombée. Le 29, on ne constate plus d'éléments figurés dans le liquide céphalo-rachidien.

L'enfant est actuellement complètement guéri.

OBSERVATION XXVIII

(Péan, *Bull. de l'Académie de méd.*, 20 avril 1893.)

Plaie de l'orbite et du crâne par balle. Monoplégie flasque.
Trépanation. Méningite circonscrite. Guérison.

Emilie C..., quatre ans et demi, bien portante.

14 juillet. — Reçoit une balle de revolver de petits calibre, qui traverse l'œil droit. L'enfant tombe à terre sans perdre connaissance ; elle est transportée à l'Hôpital des enfants, où elle reste jusqu'au 4 août. Pendant ce temps, elle présente des accès de fièvre, de l'agitation de jour et de nuit, de la céphalalgie ; on aurait à ce moment prononcé le mot d'accidents méningitiques.

4 août. — Les parents reprennent l'enfant, dont la vie était considérée comme compromise ; chez eux, elle accuse de nouveau une céphalée vive à droite, surtout vespérale, en même temps qu'un affaiblissement progressif de l'œil gauche : la cécité devient absolue, la pupille très dilatée est complètement immobile, la papille voilée : on conclut à une névrite lymphatique de cause infectieuse ; quatre injections sous-conjonctivales d'une goutte de sublimé à 1 millième suffirent à amener la résorption du voile papillaire ; peu à peu les mouvements pupillaires et la vision reviennent.

Jusqu'au 21 septembre, l'enfant est en apparence très bien : ce jour, elle est prise de maux de tête et accuse des douleurs vagues dans tous les membres. A midi, elle a quelque difficulté à se servir du bras gauche, qui, le soir, est paralysé. — Le 22 septembre, douleurs orbitaires droites et persistance de la paralysie; pas d'élévation de température. — Le 23, même état. — Le 24, le Dr Ballet est appelé en consultation. L'intelligence est lucide ; la malade répond bien aux questions ; elle se plaint d'une douleur au niveau de la région orbitaire droite ; il existe n peu de parésie faciale gauche et une monoplégie flasque absolue du membre supérieur ; le membre inférieur est légèrement parésié, mais la malade peut se tenir debout et marcher. Ballet conclut à un foyer purulent péri- ou intra-cérébral, il est d'avis de trépaner.

Trépanation le 26 au matin. Le crâne est mis à nu, l'os réséqué et la dure-mère incisée au bistouri. Nous voyons alors *la pie-mère rouge lie de vin et couverte d'arborisations blanchâtres ; en même temps le liquide céphalo-rachidien s'écoule présentant un aspect opalin, laiteux, manifestement purulent.* Nous lavons la surface du cerveau avec une grande quantité d'eau tiède stérilisée ; ce lavage entraîne avec le pus les fausses membranes jaunâtres qui tapissaient le foyer, on peut estimer à 200 grammes la quantité de pus. Après le lavage, nous constatons que les circonvolutions cérébrales sont déprimées.

La dure-mère est suturée au catgut et la peau au crin de Florence. Drainage. Pansement antiseptique.

Dès le lendemain l'enfant est gaie, enjouée, ne se plaint plus d'aucune douleur de tête et commence à mouvoir le bras.

29 septembre. — Les mouvements du bras sont encore plus libres, plus puissants et l'état général satisfaisant. Quelques jours après, la plaie est réunie par première intention.

10 octobre. — La malade quitte l'hôpital. — Le 25, rétablissement complet des fonctions du membre et retour de la vision. Depuis l'opération il n'y a plus eu le moindre mouvement d'épilepsie partielle.

OBSERVATION XXIX

(Moty. *Echo méd. du Nord*, 1898, p. 159.)

J..., soldat, entre à l'hôpital le 31 décembre 1797 pour une contusion de la fosse nasale droite par baguette de fusil.

L'accident s'est produit la veille, vers 9 heures du soir, dans la chambrée. En nettoyant son arme, le blessé força la baguette dans le canon et, pour la dégager, tira fortement sur elle en maintenant la crosse avec ses pieds; la résistance venant à céder, la baguette pénétra brusquement dans la fosse nasale droite, par son extrémité la plus effilée et y resta fixée. S'appuyant d'une main sur le bord de la table, le blessé qui ressentait une vive douleur, saisit de l'autre main la grosse extrémité de la baguette et en fit résolument l'extraction ; puis il alla se laver à l'eau froide pour arrêter le sang et se mit ensuite au lit sans réclamer le secours du médecin.

La douleur alla en s'aggravant, le blessé perdit beaucoup de sang et, le lendemain, il fut évacué sur l'hôpital militaire de Lille.

A son entrée, signes de méningite déjà très accusés : facies anxieux, céphalagie fronto-temporale et tension douloureuse de la fosse nasale blessée ; pouls : 84. Pas de vomissements.

La baguette du fusil est intacte. Rien du côté des os du nez ; la fosse nasale droite est obstruée par des caillots.

Traitement : Diète, tamponnement de la narine droite au sublimé au millième. Antipyrine, 4 grammes.

1er janvier 1898. — P. = 78. Injections de sublimé à 1/1000 toutes les heures dans la fosse nasale droite.

2 janvier. — P. = 64. La douleur nasale a disparu, mais la céphalalgie persiste, détente sensible. — Le 3 janvier, on trouve de l'inégalité pupillaire (rétrécissement à droite), la céphalalgie s'étend à tout le crâne. P. = 68, diplopie. — Le 4 janvier, les douleurs atteignent la nuque. P. = 84. — Le 5 janvier, violentes douleurs dans le sacrum et les membres inférieurs, pupilles un peu dilatées. P. = 88. — Le 6 janvier.

détente le matin, P. $= 76$, exacerbation le soir. — Le 7 janvier, nouvelle détente, la diplopie disparaît par moment, P. $= 68$. — Le 8 janvier, pouls 64, douleurs sacrées toujours très violentes; vésicatoire à la région lombaire. — Du 8 au 11 janvier, même situation, allant plutôt en s'aggravaut. P. $= 92$. Douleurs très violentes dans toute l'étendue de l'axe cérébro-spinal, non calmées par les moyens usuels; un peu de subdélire.

11 janvier. — Trépanation (petite couronne) de la région pariétale droite préalablement cocaïnisée; incision de la dure-mère, qui paraît tendue, et l'on glisse un crin de cheval en anse dans la cavité des méninges. Le liquide qui s'écoule n'est pas purulent en apparence. L'opéré se déclare immédiatement soulagé. On suture la plaie, dont le drain de crin traverse les lèvres. Pansement au bismuth et au sublimé.

La détente persiste jusqu'au soir ; il survient alors une poussée douloureuse vers le sacrum et sur le trajet des nerfs cruraux et sciatiques.

Le lende-main, nouvelle détente. P. $= 69$. — Le surlende-main 60, et 56 le jour suivant.

Du 11 au 16 janvier. — Il s'écoule une grande quantité ed liquide par la plaie. — Le 16 janvier, on enlève le drain et les points de suture. Le trajet du drain laisse une petite fistule, qui fournit toujours de la sérosité : une culture de celle-ci en bouillon reste stérile.

Du 16 au 31 janvier. — Malgré des rechutes fréquentes mais passagères indiquées par la courbe thermique, l'état de l'opéré s'améliore, mais la fistule persiste.

26 janvier. — Le malade se lève. — Le 1er février, la fistule se ferme spontanément et les crises douloureuses disparaissent en même temps.

Depuis le milieu de janvier, on a noté une analgésie des doigts et de la main gauche, et, le 24 janvier, une atrophie musculaire des membres inférieurs, surtout accusée à gauche. Enfin, scotome dans la partie externe des deux champs visuels.

Guérison progressive. — Le 18 février, il ne conserve qu'un léger degré d'anesthésie des doigts de la main gauche, une con-

tracture de l'orbiculaire de la paupière gauche, de la photophobie et de la diplopie intermittente.

Des troubles trophiques cutanés, généralisés, ont apparu
dans la suite et persisté pendant un an au moins. Moty a pu
revoir son malade quatre ans plus tard, la guérison s'était maintenue complète.

OBSERVATION XXX
(Weiss, de Nancy, *Soc. de Méd. de Nancy*, 1901.)

Mlle X..., quarante ans. Grave chute le 5 septembre 1901.
Projetée contre un arbre; plaie contuse au niveau du frontal et
vers l'angle interne de l'œil gauche. Quelques phénomènes de
commotion rapidement dissipés. Epistaxis prolongée.

Les jours suivants, un peu de céphalalgie. — Le 11 septembre,
un peu de difficulté de la parole avec paralysie faciale gauche.
— Le 12 septembre, l'hémiplégie se complète (la sensibilité
n'avait pas complètement disparu). — Le 13 septembre, torpeur plus accentuée, un peu de subdélire. T. $=$ 38°1 le soir.
P. $=$ 90.

14 septembre. — A l'examen, Weiss constate que la plaie du
front est cicatrisée; *aucune lésion apparente du crâne.* Un peu
de dysarthrie liée à la paralysie faciale, joue déviée à droite,
langue à gauche. Hémiplégie gauche. Réflexes peu modifiés.
Stupeur cérébrale. Rien à l'examen ophtalmoscopique. T.$=$37°5.
P. $=$ 80.

Diagnostic. — Lésion initiale, félure de la base du crâne,
ainsi que l'indiquaient l'épistaxis et le siège de la plaie exté-
rieure. Quant à la complication actuelle, lésion temporo-parié-
tale droite (c'est-à-dire en un point diamétralement opposé à la
plaie primitive). Nature : épanchement sanguin extra-dure-
mérien, abcès, plaque de méningite?

*On se décide à trépanation exploratrice dans la région rolan-
dique droite, le 15 septembre.*

Première couronne à la partie inférieure de la région rolan-
dique. Dure-mère d'aspect normal. Battements. Incision :

couche de pus crémeux recouvrant l'arachnoïde; on l'essuie et on prolonge la trépanation vers le haut; huit couronnes sont ainsi placées jusque vers la ligne médiane du crâne. On essuie *le pus qui est crémeux et s'écoule mal.*

Sous la pie-mère et dans l'intervalle des circonvolutions, on voit *les lacs pie-mériens remplis d'un liquide louche.* On ponctionne à la pointe du bistouri tous ces petits lacs pour donner issue au liquide.

Le cerveau est d'une mollesse excessive, presque fluctuante; il bat; il est ponctionné en trois endroits; pas d'abcès profond.

Pour terminer, toute la partie suppurée ayant été ainsi mise largement à nu, on place deux drainages à la gaze iodoformée : l'un supérieur qui s'enfonce un peu sous la calotte cranienne et l'autre en bas; la dure-mère n'est pas réunie, mais la peau est refermée, sauf sur le passage des deux drains. Pansement occlusif.

Pas d'examen bactériologique.

16 septembre. — Etat satisfaisant. Pas de fièvre.

20 septembre. — Premier pansement; le membre inférieur commence à remuer un peu.

Quelques jours après, le membre supérieur présente aussi quelques mouvements, le langage devient plus facile. En somme, la paralysie disparaît en sens inverse de son apparition.

30 septembre. — La paralysie du membre inférieur a complètement disparu ; le bras est encore raide et la motilité y est moins bien revenue. Parole de plus en plus facile. La plaie n'a presque pas suppuré, bien que le drainage soit maintenu. Mais les mèches sont chassées progressivement et il devient impossible de les rentrer.

Pansement à plat le 1er octobre ; la plaie guérit progressivement sans ancune complication locale.

15 octobre. — Guérison de la plaie est complète. Paralysie disparue. Il ne reste qu'une légère raideur des membres. La malade commence à se lever et marche convenablement.

1er novembre. — Guérison complète.

Vers la fin novembre, apparaît une crise jacksonnienne qui se répète les jours suivants. Le traitement bromuré les espace et, depuis, il ne s'en produit qu'une très légère au moment des époques menstruelles.

OBSERVATION XXXI
(Poirier, *Soc. de Chirurgie*, janvier 1901.)

Homme de trente-deux ans, ébéniste, sans tare nerveuse, pas de syphilis, mais habitude d'intempérance ; le malade boit deux absinthes par jour.

10 décembre. — A 6 heures du soir, en rentrant chez lui en état d'ébriété, glisse dans le couloir de la maison et tombe sur le côté droit de la tête. Il peut se relever et commence l'ascension de l'escalier, mais à la quatrième ou cinquième marche, il tombe à la renverse. Il est relevé par des voisins et conduit chez un marchand de vins où il rend le sang par la bouche.

Il entre à l'hôpital Tenon. Dès son entrée, on constate l'existence d'une double ecchymose palpébrale et l'on pense à une fracture de l'étage antérieur.

Le jour suivant, le blessé reprend peu à peu connaissance. Ses journées sont assez tranquilles, bien qu'il se plaigne du mal de tête. La température monte à 38°5 le troisième jour ; le même jour il veut quitter l'hôpital, et s'en va à pied, au bras de sa femme.

Le lendemain, il se plaint seulement de quelques douleurs de tête et se rend à son travail, mais la douleur augmenta, accompagnée d'une sensation de tension dans la région orbitaire, en même temps que les mouvements des paupières devenaient difficiles et douloureux. Il rentre chez lui vers midi et se met au lit. Dans le cours de l'après-dîner les douleurs de tête augmentent en même temps que surviennent de l'agitation et du subdélirium. Il est de nouveau transporté à Tenon.

Les paupières et les conjonctives sont le siège d'ecchymoses des deux côtés.

On note l'absence de sang dans le conduit auditif, mais on remarque que les fosses nasales sont remplies de caillots adhérents ; les pupilles également dilatées réagissent à la lumière ; il n'y a point de trouble apparent de la motilité oculaire. L'agitation et le délire rendent l'interrogation impossible.

Tous les membres s'agitent également sans ordre. Réflexes un peu exagérés. Pas de tremblement. P. = 60. T. = 39°8.

Diagnostic. — Fracture de l'étage antérieur; méningo-encéphalite consécutive à une infection par les fosses nasales.

Dimanche 16 décembre. — Six jours après l'accident, l'état ne s'étant pas modifié, je résolus d'ouvrir la boîte cranienne. De chaque côté, au-dessus du trou auditif, deux larges plaques de 6 centimètres, hautes de 5 centimètres, furent détachées au ciseau et au maillet. *La dure-mère, très tendue,* fut incisée crucialement, et l'incision donna issue à une notable quantité de *liquide rougeâtre, légèrement poisseux, analogue à du cassis.* De chaque côté, le lobe temporal fut soulevé avec l'index et la manœuvre donna issue à quelques cuillerées du même liquide. Deux drains furent placés de chaque côté, l'un à une profondeur de 12 centimètres entre le lobe sphénoïdal et la tente du cervelet, l'autre plus court dans le lobe temporal.

Suites opératoires très simples. La température tomba le soir même à 38°2. Cependant l'agitation fut vive encore pendant la nuit. Au quatrième jour, T. = 37 degrés. P. = 66. Depuis, la guérison s'est effectuée normalement.

Une ponction lombaire, pratiquée avant l'opération, donna un liquide de même aspect que celui qui coula au moment de l'incision de la dure-mère, *l'ensemencement sur bouillon et gélose donna des cultures de staphylocoques blancs et dorés (Læper).*

OBSERVATION XXXII
Mignon *(Soc. de Chir.,* 1904, 27 avril).

Jeune homme, vingt-trois ans. Le 13 février 1904, voulant empêcher les battants ouverts d'une lourde porte de fer de se fermer, il eut, en s'avançant, la tête prise entre les battants. Il tomba à terre et perdit connaissance.

De chaque côté du front, on voit deux petites plaies verticales et symétriques. Ecchymoses palpébrale bilatérale énorme, épistaxis abondante. Pas d'otorragie. État général : légère excitation, un peu de subdélire. Soif vive. Il se plaignait de douleurs vives dans les régions antérieures et latérales de la tête. Vomissements. Diagnostic : fracture de l'étage antérieur avec ouverture de l'ethmoïde.

14 février. — Les épistaxis continuent. Vomissements fréquents.

15 et 16 février. — Arrêt des vomissements. Calme du malade grâce à la morphine. Apparition d'une ecchymose sous-conjonctivale à droite. Amaurose complète de l'œil droit. P. = 48. Un peu de Cheyne-Stokes. Le 16 au soir, il est couché en chien de fusil, présente du Kernig.

Dans la nuit du 16 au 17, l'agitation s'accentue, plaintes et cris répétés.

17 février. — Au matin (quatrième jour après le traumatisme), gémissements continuels, cris encéphaliques. Il souffre atrocement de la tête et ne peut allonger les jambes. Le Kernig est des plus accentués. De temps à autre, idées incohérentes. Bras et jambes constamment en mouvement ; les contractions se sont étendues aux muscles de la mâchoire, qui, tantôt s'abaisse, tantôt se déplace latéralement. Légère déviation en haut de la commissure labiale droite, pupilles égales, immobiles. Photophobie marquée. T. = 38 degrés pour la première fois ; le pouls est monté de 48 à 76. Diagnostic : Début d'infection méningée.

Intervention le 17 au matin. Double trépanation un peu en avant et au-dessus de l'attache supérieure du pavillon de l'oreille dans l'étendue d'une pièce de 2 francs. *A droite*, il existait un petit épanchement sanguin d'une épaisseur de 2 millimètres entre l'os et la dure-mère ; la dure-mère était violacée et sans battement. Incision : écoulement séro-sanguinolent en jet, tant était forte la pression. Introduction d'un petit drain dans la direction de l'étage antérieur du crâne, qu'en enfonce facilement à 6 centimètres. *Même opération à gauche*, même aspect de la dure-mère. Les deux plaies du cuir chevelu sont restées ouvertes, sans sutures.

L'examen du liquide recueilli pendant l'opération ne peut être fait correctement. Aussi, le surlendemain de l'opération, *ponction lombaire*. (Résultats ci-dessous.) :

L'opération a eu des suites avantageuses. L'agitation s'est calmée. Vingt-quatre heures après, l'état du malade est très bon. T. = 37°4. P. = 60. Pas d'agitation, plus de cris, plus de mouvements de mastication ; céphalée atténuée, Kernig moins accusé. Le pansement est traversé par une abondante sérosité roussâtre. En le refaisant, on constate qu'il suffit d'appuyer un peu fort sur les régions trépanées pour provoquer un mouvement de flexion des membres inférieurs tellement brusque qu'on le dirait produit par un courant électrique.

19 février. — L'amélioration s'accentue. Le sommeil est naturel pour la première fois après l'accident. T. = 37°4. P. 56.

20 février. — La guérison semble assurée. Le malade n'éprouve plus qu'une petite douleur du côté droit. La température redevient normale.

La réaction pupillaire gauche n'a reparu que le lendemain. Le Kernig a persisté pendant sept jours après l'opération. Les drains ont été retirés au huitième jour. Premier lever au douzième. Cicatrisation régulière.

Actuellement, guérison complète. Il ne persiste que de l'anosmie presque complète et une atrophie complète de la papille droite (par hémorragie de la gaine du nerf optique probablement).

Résultats de l'examen du liquide céphalo-rachidien.

Cet examen a été fait par Dopter. Le liquide est clair, transparent, *de teinte ambrée*. Pas d'albumine par chauffage. A la centrifugation, culot peu abondant, composé *de globules rouges et de leucocytes*, 80 globules rouges pour 16 polynucléaires et 4 lymphocytes.

Dopter conclut que, en raison de l'abondance et de la prédominance des polynucléaires, les méninges ont été enflammées et qu'il s'agit d'un processus aigu.

*L'ensemencement a donné lieu à une culture de pneumoco-
ques virulents dont l'injection à une souris a tué l'animal en
vingt-quatre heures.*

OBSERVATION XXXIII
(A. Schlesinger, *Soc. de méd. berlinoise*, 3o oct. 1907 ;
Sem. méd., 1907, p. 54o.)

Jeune ouvrier qui, l'an dernier, reçut accidentellement une
brique sur la tête. La plaie cutanée, après avoir cicatrisé, ne
tarda pas à se rouvrir et à donner issue à une sécrétion purulente. En même temps survint une céphalalgie qui détermina le
malade à entrer à l'hôpital.

Le siège de la lésion ayant été mis à nu, on constate non seulement l'existence d'une fracture comminutive mais encore de l'infiltration purulente du tissu osseux avoisinant. On fit l'ablation des
points intéressés jusqu'à la dure-mère sans que l'état du patient
fut pour cela amélioré. Le diagnostic de méningite s'imposant, on
fit une ponction lombaire et, comme le liquide céphalo-rachidien
présentait une hypertension notable, on en laissa s'écouler quelques centimètres cubes. Mais l'effet de la ponction ne fut guère
favorable, car l'état du malade ne fit que s'aggraver. A la suite
de cette ponction, le malade eut deux crises de convulsions
presque successives et qui débutèrent toutes deux par des convulsions du bras droit pour se généraliser ensuite aux autres
membres et à la face, ce qui montre l'existence d'une lésion en
foyer intéressant le centre brachial gauche.

De plus, température élevée.

Nouvelle intervention deux jours après la ponction et après
ablation de quelques parties osseuses que le processus ostéomyé-
litique avait envahies, il ponctionne la dure-mère qui, saine en
apparence, présentait une certaine tension au niveau de la zone
motrice. Le liquide céphalo-rachidien jaillit en abondance et
dès le lendemain, le malade se sentit soulagé.

Toutefois cette amélioration ne fut que passagère, car la température s'éleva bientôt à 38°8 et le patient tomba dans un coma

assez profond pour qu'on pût intervenir de nouveau sans anesthésie : ablation de la zone osseuse saine qui recouvrait.le centre brachial et après incision de la dure-mère, *on constate que les méninges sont infiltrées de pus*. Il existait donc un abcès intra-méningé localisé en un point distant du siège du traumatisme initial. Après l'avoir mis à nu, il termina l'opération en plaçant un drain dans la plaie.

Il fut encore nécessaire d'enlever quelques portions osseuses envahies par l'ostéomyélite, de sorte que l'étendue de la brèche osseuse fut de 16 centimètres de haut sur 9 de large. Néanmoins la méningite purulente guérit sans complications ultérieures. Il est à noter qu'il n'y eut pas de hernie cérébrale, quoique toutes les conditions déterminantes de cette complication fussent réunies.

. Dans ces derniers temps, on crut pouvoir combler la perte de substance du crâne au moyen d'une opération plastique. Mais, peu après, il survint une crise d'épilepsie jacksonnienne et si, depuis lors, il ne s'est pas produit d'autres crises de ce genre, on a toutefois constaté de nouveau des convulsions dans le bras droit ; aussi le pronostic définitif reste-t-il douteux, étant donné la possibilité d'une épilepsie traumatique.

Voici enfin une très intéressante observation, que nous devons à l'obligeance de M. le médecin-major Spick. Nous tenons à l'en remercier ici bien sincèrement.

OBSERVATION XXXIV

(Spick, *Soc. de chirurgie de Lyon*, 11 juin 1908.)

Plaie pénétrante méconnue de la région temporale gauche. — Accidents méningitiques au septième jour. — Surdité verbale. — Trépanation le neuvième jour. — Ponctions lombaires répétées. — Guérison.

C..., soldat au 38e régiment d'infanterie, entre à l'hôpital Desgenettes le 1er juillet 1907 à 1 heure du matin. Il vient de recevoir, au cours d'une rixe, un coup de couteau dans la région temporale gauche. Le blessé est en pleine excitation alcoolique. Le médecin de garde fait une toilette très soignée de la plaie et applique un pansement occlusif.

A la visite du matin, nous constatons une plaie linéaire verticale siégeant sur une ligne menée verticalement par l'articulation temporo-maxillaire et à trois travers de doigt au-dessus d'elle. Aucun renseignement sur la forme de l'arme et la pénétration possible. Léger hématome de la fosse temporale externe. Le stylet explorateur ne conduit pas sur l'os dénudé.

Pas d'épitaxis, ni d'otorrhagie. Aucun trouble moteur ni sensitif, T. = 36°6. P. = 80.

Sauf une légère excitation due à l'action persistante de l'alcool, une légère surdité professionnelle (chaudronnier) et quelques contusions superficielles des régions fessière et lombaire droites, on ne note rien d'anormal.

On croit à une plaie des parties molles. Désinfection de la plaie et de son pourtour. Pansement occlusif.

Jusqu'au 4 juillet, rien à noter, sauf un peu de constipation et une langue un peu sale.

5 juillet. — T. = 36°7 matin, 37 degrés soir. Le pansement est renouvelé, la plaie a bon aspect. A la contre-visite, le blessé paraît légèrement obnubilé, il répond mal aux questions.

6 juillet. — T. = 36°9 matin, 37 degrés soir. Même état de somnolence. Même difficulté à comprendre les questions posées.

Le soir, la pupille gauche semble un peu paresseuse au réflexe lumineux. Le malade entend bien les bruits, les sons, *mais il ne comprend plus ce qu'on lui dit.* Il continue à expliquer très bien ses sensations.

7 juillet. — T. = 36°9 matin, 37°6 soir. P. = 80. Même obnubilation. *La surdité verbale s'accentue,* le malade est douloureusement impressionné par les bruits extérieurs. Hyperesthésie lombaire. Céphalée. Esquisse du signe de Kernig. Ponction lombaire qui reste blanche

Isolement du malade. Vessie de glace sur la tête. Frictions au collargol.

8 juillet. — T. = 36°9 matin, 37°2 soir. P. = 78. Céphalée violente. Kernig, photophobie. *Surdité verbale toujours aussi nette*. Même traitement.

9 juillet. — T. = 37 degrés matin. Tous les symptômes se sont accentués. Les vomissements apparaissent. A 3 heures du soir, la température atteint 38 degrés et le pouls s'abaisse à 70. Devant cette indication, discordance du pouls et de la température, nous intervenons.

Intervention. — Incision cruciale de la région temporale, la branche verticale passant par la plaie cutanée. On trouve alors sur l'écaille du temporal une fissure verticale de 8 millimètres de long et de 2 millimètres de large siégeant à un travers de doigt au-dessus du conduit auditif externe. La plaie osseuse siège donc bien plus bas que la plaie cutanée (2 centimètres) et légèrement en arrière d'elle. Elle se continue inférieurement par une fêlure qui gagne la base du crâne.

Agrandissement de la plaie osseuse d'abord à la gouge et au maillet, puis à la pince-gouge jusqu'à ce que la trépanation ovalaire à grand axe horizontale, dépasse notablement les dimensions d'une pièce de 2 francs.

La dure-mère apparaît congestionnée et présente une plaie verticale de 5 à 6 millimètres de long entre les lèvres de laquelle un caillot sanguin fait hernie. Incision cruciale. Ablation d'un caillot sanguin du volume d'une grosse amande et légèrement ramolli. Pas de pus. Le liquide céphalo-rachidien est trouble et de coloration hématique.

Drainage avec une mèche de gaze. Fermeture partielle de la plaie opératoire.

10 juillet. — T. = 37°6 matin, 37°7 soir. P. = 88. Dès le réveil anesthésique, *le malade a compris les questions qu'on lui posait*. Etat encore inquiétant ; la céphalée persiste, le Kernig est moins prononcé.

Ponction lombaire, 10 centimètres cubes de liquide coloré, sans pression. Injection sous-cutanée de collargol à 1/50 : 3 centimètres cubes. Calomel 80 centigrammes. Sulfonal, 50 centigrammes.

11 juillet. — T. = 36°9 matin, 37 degrés soir. P. = 70. Pansement. Oscillations pupillaires très nettes à gauche. Kernig moins prononcé. Hyperesthésie lombaire atténuée.

Ponction lombaire, 20 centimètres cubes de liquide ambré, sous pression. Injection de sérum térébenthiné à 1 pour 1000, 250 grammes.

12 juillet. — Légère amélioration ; pupilles égales.

13 juillet. — *Ponction lombaire*, 10 centimètres cubes.

14 juillet. — Signe de Kernig à peine perceptible. Oscillation pupillaire toujours nette à gauche. Depuis trois jours, sous l'action des injections de sérum thérébenthiné, le pouls s'est élevé au-dessus de 90, il atteint 116 le 14 juillet, mais la température marche de pair et oscille entre 37°6 et 38°2.

16 juillet. — *Ponction lombaire*, 10 centimètres cubes. La plaie opératoire a bon aspect.

20 juillet. — Amélioration persistante. Légère oscillation pupillaire à gauche. La plaie granule et se ferme peu à peu.

Bientôt le malade se lève et sort de l'hôpital complètement guéri, le 15 août.

Examen cytologique du liquide céphalo-rachidien dû à l'obligeance de M. le médecin-major Schneider.

1re ponction (10 juillet). — Liquide de coloration foncée légèrement trouble. Culot assez abondant par centrifugation : hématies en assez grand nombre, hématies déformées, très pâles, atteintes de poïkilocytose.

Polynucléaires abondants.

Très rares mononucléaires ou cellules endothéliales.

2e ponction (11 juillet). Liquide fortement ambré (hémolyse). Polynucléose nette, mais un peu plus de mononucléaires.

3e ponction (13 juillet). Liquide légèrement ambré (hémolyse). Quelques flocons fibrineux. Très rares mononucléaires.

4e ponction (16 juillet). Liquide à peine teinté. Pas de leucocytose.

Voilà donc onze observations de méningites traumatiques guéries à la suite de l'intervention chirurgicale. Dans ces onze cas la cause a été : deux fois une lésion de la voûte (Schlesinger, Spick), sept fois une lésion de la base — celles-ci ont trait dans la majorité des cas à des fractures ou des fêlures de l'étage antérieur (Péan, Moty, Poirier, Mignon, Weiss), deux fois à des fractures ou lésions de l'étage moyen (Kümmel, Hamaide) —, une fois une lésion du sinus frontal (Luc) et une fois une plaie rachidienne (Barth).

Il est difficile de tirer aucune conclusion d'un nombre de cas aussi restreint, et il peut être imprudent de généraliser. Mais, abstraction faite des lésions de la voûte qui comportent assurément un pronostic moins sombre (outre les deux cas compris dans ce groupe d'observations, nous avons vu que d'autres avaient pu guérir à la suite d'interventions plus simples (Dieu, Tuffier), nous pensons que l'on peut admettre avec Mignon, que les traumatismes portant sur l'étage antérieur sont ceux qui sont dans les meilleures conditions de curabilité. Quand aux méningites consécutives aux traumatismes rachidiens, il semble bien qu'elles comportent un pronostic moins grave et que l'opération suivie d'un drainage facile et naturel dans cette région peut donner de bons résultats.

Dans cinq cas, il s'est agi de méningites localisées, de plaques de méningite suppurée circonscrite (Péan, Weiss, Schlesinger, Luc, Barth) : il existait des symptômes localisateurs, tels que parésie d'un membre, hémiplégie, convulsion d'un côté, qui ont appelé, pour ainsi dire l'intervention au niveau du point malade.

Dans le cas de Spick, il s'est agi d'une méningite au début, d'une hématome intra-dure-mèrien en voie de suppuration et qui allait certainement évoluer vers la plaque de méningite purulente; la réaction polynucléaire en fait foi. Dans les cas de Poirier et Mignon, on se trouvait bien aussi en présence de méningite au début, mais ici les résultats des ponctions lombaires montrent bien qu'il y avait déjà infection généralisée des méninges, puisque dans un cas on obtient des cultures de staphylocoque et dans l'autre des cultures de pneumocoque, par ensemencement du liquide céphalo-rachidien. Dans le cas de Kümmel enfin il s'est agi probablement d'une méningite suppurée diffuse. On n'a pas de renseignements suffisants pour classer les faits de Moty et de Hamaide (méningite séreuse ?).

Quant à l'intervention pratiquée, dans sept cas (Luc, Hamaide, Péan, Moty, Weiss, Schlesinger, Spick), ce fut une trépanation plus ou moins large unilatérale, imposée soit par la localisation du traumatisme, soit par les symptômes localisateurs. Dans trois cas, en l'absence de l'une ou l'autre de ces indications, les auteurs pratiquèrent une double trépanation des régions pariétales (Kümmel, Poirier, Mignon). Dans toutes les observations, on a vu que, toutes les fois que cela avait été indiqué par la présence d'une nappe de pus, on avait nettoyé soigneusement le foyer infectieux, et que toujours on avait établi un drainage, soit à l'aide de laniéres de gaze (Kümmel), soit à l'aide de crins (Moty), soit à l'aide de simples drains (Poirier, Mignon).

D'une façon générale, les résultats définitifs ont été

bons. Dans quatre cas seulement ont persisté quelques séquelles : une parésie légère d'un membre inférieur (Barth), de l'épilepsie jacksonnienne à crises très espacées (Weiss, Schlesinger), de l'anosmie et de l'atrophie d'une papille (Mignon).

Les cas de méningites traumatiques guéries, que nous venons de rapporter, pour être rares, n'en encouragent pas moins l'intervention. Nous rappellerons ici ce que disait Poirier à la Société de Chirurgie en 1907 : « Je continue à penser qu'il y a mieux à faire que de regarder venir la mort ; que les inflammations, ou mieux les infections des méninges sont redoutables surtout parce qu'elles évoluent en champ clos et inextensible et que si nous changeons par l'ouverture de la boîte cranienne les conditions de culture des microbes, nous pourrons modifier la marche et le pronostic des infections méningées. »

Cette conduite est d'autant plus sage que l'on ne sait jamais si l'on se trouve en présence d'une infection généralisée ou localisée. Or, dans ce dernier cas, l'intervention est formellement indiquée, car elle est le plus souvent suivie de succès.

Malgré les quelques observations où la guérison est survenue presque spontanément, il n'y a pas lieu d'attendre que l'évolution heureuse se dessine elle-même. Il importe avant tout de poser le diagnostic le plus tôt possible, et pour cela la ponction lombaire peut rendre de grands services, et à la première alerte il faut intervenir et intervenir largement. S'il s'agit d'une fracture de la base, la trépanation bilatérale, le soulèvement du cerveau et le drainage établi entre celui-ci et la base du crâne, sont indiqués. S'il s'agit d'une fracture de la voûte, on ouvrira largement ce foyer, on pourra créer à distance un ou deux autres orifices craniens et de l'un aux autres faire le lavage antiseptique de la cavité arachnoïdienne (Chipault). Marion va plus loin et, s'inspirant d'Horsley, préconise l'hémicraniectomie temporaire qui mettra à découvert la totalité de l'hémisphère lésé : incision concentrique de la dure-mère, puis ponction de l'arachnoïde aux points où l'on voit du pus en pratiquant une irrigation prolongée avec eau boriquée tiède ou sérum. Pour terminer, rabattre la dure-mère, sans la suturer, par dessus les drains placés aux points les plus déclives, qui sortiront à travers les brèches ou des orifices pratiqués dans le lambeau osseux. Si le foyer qui a causé l'infection ne se trouvait pas compris dans le champ de l'hémicraniectomie, il faudrait agir d'autre part sur lui, en le mettant à nu, l'ouvrant largement de façon à en pratiquer la désinfection complète.

CHAPITRE V

MÉNINGITE OTOGÈNE

La méningite otogène est celle qui vient compliquer les suppurations d'oreilles. Parmi les méningites se développant au cours des maladies infectieuses, il en est un certain nombre qui rentrent en réalité dans le cadre de la méningite otogène : celles qui sont consécutives à une localisation de l'infection sur l'oreille, comme cela se voit quelquefois dans la scarlatine, la grippe, la fièvre typhoïde, etc.

L'infection des méninges peut se faire de trois façons (Lannois et Perretière): 1° Par la voie canaliculaire et vasculaire (conduit auditif interne, aqueducs, gaines vasculaires) ; 2° par voie osseuse (carie du temporal, effraction de la paroi osseuse en ses points les moins résistants : toit de la caisse et de l'antre, face postérieure de la pyramide rocheuse, gouttière sigmoïde ; 3° par ouverture d'une collection purulente dans la cavité arachnoïdienne : abcès cérébral, abcès extra-dural, phlébite du sinus latéral.

Au point de vue clinique, la méningite otogène — sur les symptômes de laquelle nous ne reviendrons pas, car ils sont communs — peut affecter des allures très variables. Tantôt elle est vraiment foudroyante, ainsi que Wicart en a rapporté récemment trois cas, et déroute toute tentative thérapeutique ; tantôt elle présente une évolution aiguë, ce qui constitue le cas le plus fréquent, et aboutit à la mort en quelques jours. Tantôt, enfin, elle revêt un caractère subaigu, présente quelques rémissions, traîne en longueur. C'est dans ce dernier cas surtout que l'intervention chirurgicale ou médicale pourra rendre les plus grands services.

Au point de vue anatomique, on a décrit ici, comme dans les autres méningites, une forme séreuse et une forme purulente : cette dernière elle-même peut être ou localisée ou généralisée. Nous pourrions répéter ici ce que nous disions à propos des méningites traumatiques, c'est qu'il s'agit le plus souvent de méningites primitivement localisées et qui se généralisent plus ou moins vite suivant les cas. C'est surtout à propos de la méningite otogène que l'on a discuté sur la nature de la forme séreuse, que l'on voulait opposer à la forme purulente (Jansen, Lecène et Bourgeois). En réalité, il n'y a aucune opposition à établir entre elles : il existe tous les intermédiaires entre la méningite séreuse, séro-purulente et purulente ; il n'y a qu'une différence de degré. Ce qu'il importe de différencier au point de vue diagnostique, pronostique et thérapeutique, ce sont les méningites bactériennes et les réactions méningées aseptiques, que nous avons déjà étudiées dans le premier chapitre de ce travail.

C'est la ponction lombaire qui nous donnera les renseignements indispensables pour établir cette différenciation. Depuis les recherches de Widal, Lemierre et Boidin, on ne saurait se contenter aujourd'hui, comme Leutert, de l'aspect trouble et de la polynucléose du liquide céphalo-rachidien, pour affirmer l'existence d'une lepto-méningite septique. L'examen bactériologique seul (examen direct, culture, inoculation) et l'étude de l'état des polynucléaires permettront une telle affirmation. C'était d'ailleurs déjà l'opinion des auteurs allemands (Stadelmann , Fleischmann , Schulze , Sokolwsky), qui exigeaient la présence de bactéries dans le liquide extrait par ponction lombaire pour faire ce diagnostic. Parmi les observations de méningites otogènes guéries, beaucoup sont incomplètes à ce point de vue. Dans un certain nombre même, il n'y eut aucun examen de liquide céphalo-rachidien : l'affirmation du diagnostic était basée sur l'existence de névrite optique (considérée comme caractéristique de la méningite séreuse).

Voici les observations que nous avons recueillies et que nous groupons en méningites septiques, méningites de nature douteuse, méningites aseptiques.

I. **Méningites septiques.** — Dans tous ces cas, il y a eu constatation de microorganismes, soit par l'examen direct, soit par tout autre méthode. Les microbes en question sont divers : staphylocoques (Sokolowsky, Gradenigo), staphylocoques (Gradenigo, Schulze), coli-bacilles (Maljean), diplocoques indéterminés (Woss, Bertelsmans, Kümmel-Hinsberg), entérocoques (Paul Laurens). Dans tous les cas, sauf celui de Laurens et de Kümmel-Hinsberg, le liquide était trouble ou tout au moins louche et contenait un grand nombre de polynucléaires.

OBSERVATION XXXV

(Bertelsmann, *in* Sokolowsky.)

Otite aiguë depuis trois semaines. A l'entrée : céphalée, frissons, vertige, raideur de la nuque, obnubilation, fièvre, 39°5.

A l'opération : abcès épidural.

Ponction lombaire : liquide trouble avec nombreux leucocytes et quelques diplocoques.

Guérison.

OBSERVATION XXXVI

(Kümmel-Hinsberg, *in* Sokolowsky.)

Enfant de treize ans. Otorrhée chronique droite. A l'entrée : céphalée, vomissements, raideur de la nuque, fièvre (39°2). Herpès labial, affaissement.

Ponction lombaire : liquide clair, nombreux leucocytes, quelques diplocoques.

A l'opération, volumineux cholestéatome et thrombose sinusale.

Guérison.

OBSERVATION XXXVII

(Gradenigo, *Arch, f. Ohrenheilk.*, t. LV.)

Enfant de quinze ans. Otite moyenne aiguë depuis huit jours. Perforation spontanée du tympan.

A l'entrée, céphalée, mydriase, raideur de la nuque, Kernig. T. = 40°2, papillite. Antrotomie négative ; cependant, à la suite d'une section étendue de la membrane tympanique, écoulement de pus abondant. Dix jours après, *ponction lombaire* : leucocytes nombreux, *streptocoques* à l'examen et en cultures; une souris infectée au moyen d'une petite quantité meurt après vingt-quatre heures Quatre jours plus tard, nouvelle ponction lombaire, le liquide est cette fois moins trouble. Les streptocoques paraissent avoir diminué de virulence, car une souris infectée ne meurt que quarante-huit heures après.

Guérison.

OBSERVATION XXXVIII

(Gradenigo. *Arch. f. Ohenheilk*, t. LV.)

Femme de trente-cinq ans. Otorrhée chronique. A l'entrée : céphalée, fièvre 39°5, vomissements, raideur de la nuque.

Ponction lombaire donnant 5 centimètres cubes d'un liquide trouble; nombreux leucocytes : *staphylocoques* au microscope et en culture.

A l'opération : cholestéatome qui avait détruit le toit de l'antre. Il persiste encore du Kernig, de la paralysie faciale, de l'hyperémie des deux papilles.

Guérison.

OBSERVATION XXXIX

(Voss, *Société d'otologie de Berlin*, décembre 1904.)

A. H. souffrant depuis son enfance d'un écoulement d'oreille du côté gauche. Apophyse mastoïde sensible à la pression; la paroi postéro-supérieure du conduit auditif paraît abaissée. T. = 38°8. Pas de symptômes méningés. Deux jours plus tard, T. = 39°8. Maux de tête, douleur et raideur de la nuque. Kernig. *La ponction lombaire donne 33 centimètres cubes de liquide trouble sortant sous une forte pression; il renferme de nombreux leucocytes polynucléaires et des diplocoques isolés.* On procède à l'opération radicale. Le conduit auditif osseux est en partie détruit par la carie. Antre et caisse sont remplis de granulations, la dure-mère de l'étage moyen du crâne est normale, la ponction du lobe temporal négative. Les symptômes méningés s'atténuent à la suite de l'opération. Herpès labial. *Une nouvelle ponction lombaire donne du liquide moins trouble* Mais cinq jours plus tard, il se développa des symptômes spino-méningés; de très fortes douleurs apparaissent dans les deux jambes, le siège, le pourtour du coccyx et l'abdomen. Ces symptômes persistent avec une intensité variable pendant des mois, jusqu'à ce que trois mois après soit expulsé un

séquestre comprenant la presque totalité des canaux semi-circulaires. Alors, toutes les manifestations disparaissent et l'évolution
de la plaie se fait d'une manière rapide. La ponction lombaire
a été faite douze fois pendant la maladie. L'examen du liquide
de chaque ponction ainsi que le tableau clinique ne laissent
subsister aucun doute sur le diagnostic de méningite purulente.

OBSERVATION LX

(Sokolowski, *Arch. f. Ohrenheilk.*, t. LXIII, t. I, III, IV.)

Enfant de neuf ans. Otorrhée droite datant de cinq ans.
A l'entrée, agitation, obnubilation, légère raideur de la nuque,
Kernig; pas de nystagmus ni de paralysie oculaire, mais névrite
optique au début; T. = 39 degrés, P. = 124. Ponction lombaire donne 12 centimètres cubes de liquide très trouble, sous
pression, d'odeur un peu fétide donnant un caillot fibrineux.
Au microscope : nombreux globules de pus. *Staphylocoques
dorés ;* les staphylocoques se développent sur l'agar.

Opération : cholestéatome ayant détruit le toit de l'antre et
mis la dure-mère à nu ; pas de trombose sinusale.

La température étant montée à 39°8 quatre jours après, on lie
la jugulaire et on trouve le sinus intact. Nouvelle ponction
lombaire : mêmes résultats.

Ultérieurement, guérison très retardée par la séquestration
de la majeure partie du limaçon. Guérison rapide après l'enlè-
vement du séquestre.

OBSERVATION XLI

(Maljean, *Ann. des maladies de l'oreille et du larynx*, octobre, 1903.)

Méningite cérébro-spinale aiguë, consécutive à une otite moyenne
grippale, guérison complète par les ponctions lombaires.

Entre le 15 mars 1903. Il y a un mois, otite moyenne aiguë gauche. Malade pâle, anxieux. T. = 38°8. Pouls petit, serré, céphalalgie continue. Langue saburrale, vomissements bilieux répétés,
constipation. Pupilles dilatées, paresseuses, raideur de la nuque

et douleur à la pression. On pratique une large paracentèse du tympan. Il sort quelques gouttes de sang et l'état du malade ne s'améliore pas. L'état s'aggrave, la température offre des oscillations de 1 à 2 degrés du matin au soir; le pouls reste au-dessus de 100. Céphalalgie continue avec crise hydrencéphalique, agitation nocturne. Raideur de la nuque, le malade ne peut plus s'asseoir, troubles de la vision ; photophobie, diplopie légère, inégalité et paresse des pupilles, raie méningitique.

25 mars. — Première ponction lombaire ; on retire 25 centimètres cubes d'un liquide trouble non teinté de sang et sortant en jet. *A l'examen direct, après centrifugation, bacilles isolés, tantôt accolés bout à bout rappelant le coli-bacille. Cultures positives.*

On pratique les jours suivants une deuxième ponction lombaire, puis une troisième. On observe à la suite une amélioration très manifeste. Le mieux s'accentue de jour en jour, les différents signes énumérés plus haut disparaissent et le malade guérit complètement.

OBSERVATION XLII

(Schulze, *Arch. f. Ohrenheilk*, février 1903.)

Enfant de douze ans. Otorrhée et douleurs d'oreille à droite à la suite d'une attaque aiguë survenue il y a un mois. Depuis deux jours, céphalée intense du côté droit, constipation, vomissements, insomnie, T. $= 38^\circ 7$. Pouls irrégulier, fréquent ; torpeur intellectuelle, somnolence, hyperesthésie généralisée, diminution des réflexes. Colonne cervicale sensible à la percussion. Quatre jours après, paralysie du facial et inégalité pupillaire ; bref, presque tous les symptômes de la méningite. La ponction donne un liquide louche avec de nombreux leucocytes et des *streptocoques* après une coloration de quarante minutes.

Le diagnostic est donc des plus nets et nulle intervention ne fut tentée. En l'espace de douze jours, tous les symptômes cérébraux disparaissent l'un après l'autre, la température même descend dans les environs de la normale et le malade reprend des forces. Par contre, les symptômes mastoïdiens vont en progression, il y a de l'œdème et de la fluctuation. On fait une nouvelle ponction ; cette fois-ci, le liquide est clair comme de l'eau de roche et il n'y a plus traces de microbes.

A l'opération, on met à nu une vaste collection sous-périostique communiquant avec un abcès périsinusien. Les parois du sinus apparaissent décolorées et couvertes de fongosités ; le sinus lui-même est rempli d'un caillot gris noirâtre qu'on extrait en partie et qui ne donne lieu à aucun écoulement de sang. A partir de ce jour, toute fièvre disparaît et la cicatrisation est presque complète un mois après.

OBSERVATION XLIII

(Paul Laurens, *Soc. méd. des Hôp.*, 15 novembre 1907.)

Jeune homme, quinze ans, atteint le 7 septembre dernier d'une otite moyenne aiguë suppurée droite. Une paracentèse du tympan est pratiquée : écoulement purulent abondant, pansement occlusif aseptique.

11 septembre. — Vomissements céphalalgie, vertiges. Nystagmus horizontal. Réflexes rotuliens normaux ; pupilles normales. Le pouls est à 88, T. $= 36°8$. L'examen de l'oreille montre que le diapason est perçu normalement par la voie osseuse, ce qui nous indique un limaçon normal. Le pus contenu dans la caisse se draine mal. On pense à du labyrinthisme ; toutefois, *une ponction lombaire est faite.* Le liquide est clair et donne après centrifugation un dépôt extrêmement peu abondant, composé de globules rouges et de quelques polynucléaires ; la gélose ensemencée avec ce liquide est restée *stérile.*

Une demi-heure après la ponction lombaire, vertige et nystagmus notablement diminués.

Une large paracentèse du tympan est pratiquée.

12 septembre. — T. $= 38°6$. Céphalalgie très violente ; photophobie, spasme fibrillaire dans les muscles de la face. Le nystagmus est plus accusé que la veille ; il est horizontal, se produit dans toutes les positions du regard, mais surtout lorsque le regard

est porté du côté sain. Le vertige est incessant, même lorsque le malade reste immobile dans son lit. Les pupilles réagissent normalement Kernig, très net. Diapason perçu normalement par la paroi osseuse. Une deuxième ponction lombaire donne un liquide clair qui, après centrifugation, fournit un culot peu abondant : *Polynucléaires* 90 pour 100. *Ceux-ci sont en histolyse manifeste,* mais on ne trouve pas de formes microbiennes à l'examen direct. Ensemencement en gélose. En raison de l'altération des polynucléaires, *on porte le diagnostic de méningite septique.* On fait immédiatement une injection intra-veineuse de 4 centimètres cubes de collargol. Toute idée d'intervention chirurgicale (évidement, trépanation du labyrinthe, craniectomie) doit être écartée. L'infection partie de l'oreille moyenne a brusquement gagné les méninges en suivant la voie labyrinthique, en particulier la voie vestibulaire, comme le prouvent le nystagmus et les troubles de l'équilibration ; les lésions sont diffuses, disséminées, insaisissables chirurgicalement. On agira médicalement : ponction lombaire répétée, collargol intraveineux jusqu'à ce que le liquide céphalo-rachidien soit redevenu normal

Le diagnostic de méningite septique est confirmé dès le lendemain, car les deux tubes du gélose ensemencés présentaient une culture pure d'un coccus disposé en chaînettes et en diplocoque, qui fut considéré d'abord comme étant du streptocoque, mais que l'examen ultérieur montra devoir être rattaché à l'*entérocoque.*

13 septembre. — L'injection de collargol faite la veille, a été accompagnée cinq heures après, d'une réaction violente : angoisse, frissons, T. = 39. 6. Mais aujourd'hui T. = 37° 6 et le soir 38 degrés. Le vertige a diminué ; les autres symptômes persistent. Deuxième injection intraveineuse de collargol, 4 centimètres cubes. Troisième ponction lombaire : le liquide coule sous pression, il est clair, mais le culot est plus abondant. Même aspect microscopique des polynucléaires, même absence de formes microbiennes ; la culture sur gélose donne exactement les mêmes cultures pures.

14 septembre. — T. = 37°1 le matin ; 37°4 le soir. Etat général très amélioré. La céphalalgie, les vertiges, le Kernig, ont disparu. Le nystagmus persiste, il est moins intense et ne se produit que lorsque le regard est fixé du côté sain dans une position extrême.

Troisième injection intra-veineuse de 4 centimètres cubes de collargol. Quatrième ponction lombaire : le liquide coule sous forte pression; mêmes caractères cytologiques, mêmes résultats des cultures.

15 septembre. — T. = 37°1 le matin; 37°8 le soir. Le nystagmus seul persiste. Quatrième injection de collargol; cinquième ponction lombaire.

16 septembre. — T. = 37°1 le matin; 37°4 le soir. Nystagmus, sixième injection de collargol. Septième ponction lombaire. Les ponctions lombaires des 16, 17 et 18 ont fourni un liquide à peine louche et qui donnait sur gélose les mêmes cultures pures, d'abondance moyenne.

18 septembre. — T. 37°1 le matin, 37°4 le soir. Diminution du nystagmus. Septième injection de collargol, huitième ponction lombaire. Voilà plusieurs jours que la température est normale, que seul le nystagmus persiste et va diminuant. La malade veut se lever. Et cependant le liquide céphalo-rachidien contient toujours des polynucléaires altérés et cultive toujours.

19 septembre. — Amélioration progressive, température normale, pas de ponction lombaire, huitième injection intraveineuse (électrargol).

20 septembre. — Neuvième injection intra-veineuse (électrargol). Neuvième ponction lombaire avec culture positive.

21 septembre. — Puisque, malgré la guérison apparente, le liquide céphalo-rachidien donne encore des cultures très nettes. puisque l'argent colloïdal introduit par la voie veineuse (7 injections de collargol, 2 injections d'électrargol) est impuissant à modifier cet état septique du liquide céphalo-rachidien, puisque l'on trouve confirmée ici l'opinion de certains expérimentateurs (V. Henry), à savoir que : les métaux colloïdaux pénétrant dans l'organisme par voie sanguine se retrouvent dans tous les organes

et tous les milieux excepté dans le liquide céphalo-rachidien, on pratique, après ponction lombaire, une injection intra-rachidienne de 5 centimètres cubes d'électrargol.

Après cette injection intra-rachidienne d'électrargol, il se produit une réaction d'une violence inouïe. Elle commence quatre heures après l'injection ; elle persiste trois heures et se manifeste par une élévation de la température, qui, de 36°9 monte à 38°2, par une céphalalgie extrêmement violente, par des douleurs lombaires intolérables. Elle s'accompagne d'une émission d'urines claire très abondante.

22 septembre. — T. = 37°5 le matin et 37°5 le soir. Le malade est très abattu, mais seule persiste une raideur dans les membres inférieurs.

23 septembre. — Etat satisfaisant.

24 septembre. — Onzième ponction lombaire. Le liquide, absolument clair, donne un culot à peine perceptible composé en majorité de lymphocytes et de quelques rares polynucléaires. Deux tubes de gélose ensemencés restent pour la première fois stériles.

25, 26 et 27 septembre. — Disparition des nystagmus. Le malade se lève. Les ponctions lombaires répétées chaque jour n'ont eu aucun inconvénient appréciable.

15 novembre. — La guérison persiste.

OBSERVATION XLIV (résumée.)

L. Kander, *Med. Klinik.*, 21 juillet 1907.

**Méningite consécutive à un empyème du sinus sphénoïdal.
Guérison.**

Jeune fille de vingt ans. Présente subitement céphalée avec fièvre et délire ; des phénomènes évident de méningite font leur apparition, qui s'accentuèrent encore dans la suite par l'apparition de paralysies fugaces du nerf facial, d'inégalité papillaire et de névrite optique. Au bout de quelques jours, les symptômes s'amendèrent, la fièvre tomba. Au vingtième jour, recrudescence.

Ponction lombaire donne un liquide séro-purulent avec cocci dont la nature ne fut pas déterminée.

Les jours suivants, les symptômes méningés devinrent encore plus alarmants. Kander vit la malade vingt-cinq jours après le début.

Il trouve les oreilles intactes; mais la malade rejette par la bouche, sans tousser, des masses purulentes. Il voit du pus dans la fosse nasale gauche. Rien dans le sinus frontal et maxillaire. Il est impossible de voir le sinus spénoïdal par la rhinoscopie moyenne. Devant la persistance des symptômes, on procède, le trentième jour, à l'ouverture du sinus sphénoïdal, qui donne issue à une certaine quantité de pus.

Après l'intervention, la guérison se fit rapidement et la malade put se lever au bout d'une semaine.

Nous avons rapproché cette observation de méningite consécutive à un empyème de sinus sphénoïdal des observations de méningite otogène proprement dite ; car elle leur est de tous points superposable.

II. **Méningites de nature douteuse**. — Nous plaçons dans ce groupe les observations où l'examen du liquide céphalo-rachidien ne permet pas de savoir s'il s'est agi de méningite septique ou de méningite aseptique. Aucune recherche bactériologique n'a été faite et, d'autre part, les auteurs ne fournissent aucun renseignement sur l'état des polynucléaires (intégrité ou cytolyse).

Dans l'observation de Crockett, il semble bien, en raison de l'exsudat purulent constaté au cours de l'intervention, que l'on se trouvait en présence d'une méningite purulente septique localisée ; mais dans les autres il est impossible d'arriver à une conclusion quelconque. Barker parle d'un liquide puriforme ; Linn Emerson, d'un liquide séreux. Dans les deux cas de Lermoyez et Bellin, on parle seulement de polynucléose ; dans celui de Labbé et Frim, qui est d'ailleurs fort douteux comme méningite otogène — et qui rappelle bien davantage une méningite typhique légère — il y avait de la lymphocytose prédominante.

OBSERVATION XLV

Crockett, *Boston med.*, 15 janvier 1906.

Malade présentant de l'otorrhée depuis l'enfance, traitée irrégulièrement. Neuf mois auparavant, elle avait eu une céphalée intense et du gonflement rétro-auriculaire. Trois mois plus tard, douleurs dans l'oreille droite, vomissements, vertiges ; la malade dut rester quatre semaines au lit.

Il y a neuf semaines, nouvelle crise douloureuse de l'oreille droite. On fit une paracentèse.

Deux jours avant l'admission, nouvelle attaque ; céphalée encore plus sévère ; vomissements, frissons, délire, abattement. Elle est amenée à l'hôpital dans le demi-coma, vomissant, souffrant de la tête surtout à droite. T. = 102° (Fahrenheit), névrite optique double. Otorrhée fétide droite, pus caséeux ; polype volumineux dépassant la conque.

Immédiatement elle est préparée pour l'opération. Polype enlevé à la curette. Séquestre osseux au niveau du tympan ; à ce niveau un stylet aurait pu pénétrer dans la cavité crânienne. Incision au-dessus du pavillon. Trépanation de 2 centimètres de diamètre. La dure-mère ne présente pas de battements : quand on l'ouvre il s'échappe du liquide céphalo-rachidien sous forte tension. On voit un exsudat purulent à la surface du cerveau. La ponction montre qu'il n'y a pas d'abcès cérébral. On place un drain dans la plaie.

Guérison au bout de trois semaines. La malade quitte l'hôpital.

OBSERVATION XLVI (résumée.)
Barker, *Soc. royale de médecine de Londres*, 28 janvier 1908.

Homme de trente et un ans, qui, à la suite d'une otite moyenne, fit de la méningite cérébro-spinale. Son état semblait désespéré quand Barker institua le drainage de la région temporale et pratiqua une ponction lombaire qui retira un liquide puriforme, verdâtre. Les ponctions furent répétées tous les deux jours au début, puis à intervalles progressivement croissants. A chaque ponction, on retira 20 centimètres cubes de liquide. L'amélioration fut lente, mais actuellement le malade va bien. On lui a pratiqué en tout quatorze ponctions lombaires.

OBSERVATION XLVII
Linn Emerson, *the Lancet laryngoscop.*, juillet 1906.

Femme de trente-huit ans. En novembre 1904, otite moyenne aiguë gauche consécutive à une grippe. Paracentèse du tympan ; huit jours après, symptômes mastoïdiens nécessitant une antrotomie. Pus et fongosités dans l'antre, curetage énergique. Au moment de terminer l'opération, un malencontreux coup de gouge ouvre le sinus, tamponnement.

Huit jours après l'opération, légère élévation de température, céphalée, névrite optique gauche très marquée. T. = 38 degrés, le pouls tombe à 5o. Nouvelle intervention. Mise à nu du lobe temporal. Dure-mère bombée, mais d'aspect normal. A l'incision, il s'écoule sous forte pression plusieurs grammes d'un liquide séreux. Dès le lendemain, amélioration du pouls et de la température, P. = 72. La guérison fut rapide et le malade quitta l'hôpital trois semaines après la deuxième intervention.

OBSERVATION XLVIII
(Labbé et Froin, *Soc. méd. des Hôpitaux*, 9 janvier 1903.)

Un cas de méningite atténuée d'origine otique au cours de la fièvre typhoïde.

Homme de trente-cinq ans, souffrant depuis dix jours d'une

céphalée violente, entre le 10 septembre. Il a de la fièvre, des frissons, des épistaxis, de l'anorexie et de la diarrhée. Hébétude, prostration ; langue sale, fendillée, rouge sur les bords et blanc-jaunâtre au centre. Taches rosées peu nombreuses ; gargouillement dans la fosse iliaque droite et grosse rate. Albuminurie et indicanurie en quantité notable. Congestion aux bases des poumons. T. = 40 degrés. Séro-diagnostic typhique positif.

13 septembre. — Il se plaint de céphalée dans la région temporale. Douleur préauriculaire. Constipation. Au seizième jour de sa fièvre typhoïde, on constate une légère raideur de la nuque et des membres.

29 septembre. — Toujours adynamique et un peu délirant. Il y a de la raideur de la nuque, des soubresauts tendineux. Râles ronflants et sibilants dans la poitrine. La température oscille autour de 39°5. Le pouls est à 80 et régulier. On constate pour la première fois de l'exagération des réflexes et de la trépidation épileptoïde.

3 octobre. — Ponction lombaire qui donne issue à un liquide clair contenant une quantité notable de lymphocytes. Dans les jours suivants, la fièvre s'abaisse en lysis, le malade sort lentement de sa torpeur. P. = 80.

Convalescence se poursuit régulièrement. Mais il persiste de la trépidation épileptoïde et de l'exagération des réflexes encore.

22 novembre. — Pas de trouble de la marche. Pas de nouvelle ponction lombaire.

OBSERVATION XLIX

(Lermoyez et Bellin, *Ann. des mal. de l'oreille*, 1904, t. II, p. 322.)

Jeune fille de dix-huit ans, atteinte depuis l'enfance d'otorrhée droite. Entre à l'hôpital pour une mastoïdite aiguë le 1er décembre 1903. Evidement pétro-mastoïdien le 3 décembre. Huit jours plus tard éclatent des signes de méningite aiguë.

15 décembre. — *Première ponction lombaire*. Liquide trouble, *presque purulent*. Dépôt très abondant par centrifugation. Polynucléose intense.

.Amélioration immédiate après la ponction (céphalée et raideur).

Opération. — Incision rétro-auriculaire sur la cicatrice. Un peu de pus fétide dans la cavité : pas de bourgeons ni de cholestéatome. La paroi interne est spongieuse et verdâtre, mais ne présente aucune fistule. On fait sauter tout le plafond de la caisse : pas d'abcès extra-dural. Large incision cruciale de la dure-mère, qui est saine. Il ne sort pas de liquide de la cavité méningée. La face inférieure de la loge temporale n'est ni rouge, ni trouble. Tension intracranienne très marquée, qui fait faire hernie à la masse cérébrale : cinq ponctions en divers sens, avec une sonde cannelée, dans le lobe temporal, ne donnent aucun résultat.

16 décembre. — T. $= 38°6$ hier soir. Ce matin $37°3$. Pas de vomissements, pas de céphalée.

On prescrit frictions avec 5 grammes de pommade au collargol à 15 pour 100.

17 décembre. — T. $= 38°7$, hier soir. Céphalée plus accusée, un vomissement, un peu de somnolence.

Ponction lombaire. — 13 centimètres cubes de liquide sous forte pression, moins trouble qu'avant-hier. Très petit culot par centrifugation. Lymphocytes en très grande quantité : les polynucléaires sont moins abondants.

Amélioration immédiate après la ponction. Pansement : plaie en bon état ; le cerveau bat normalement. Encore une friction au collargol.

19 décembre. — Très grande amélioration. Temp. normale. Céphalée, vomissement, raideur de la nuque ont disparu. Plaie en très bon état.

Troisième ponction. — 12 centimètres cubes de liquide sous pression normale. A peu près transparent. Culot de centrifugation insignifiant : quelques rares polyclunéaires.

23 décembre. — Pas de fièvre depuis presque une semaine. Etat général excellent.

25 décembre. — Inégalité pupillaire, céphalée violente, vomissements. T. $= 37°4$.

Quatrième ponction. — Liquide céphalo-rachidien normal.

26 décembre. — Toujours inégalité pupillaire et céphalée. Plaie en bon état. Chute de la masse cérébrale qui obstrue les deux tiers de la cavité.

Les jours suivants, amélioration lente. Guérison en un mois.

OBSERVATION L

(Lermoyez et Bellin. *Ann. des mal. de l'oreille*, 1904, t. II, p. 319.)

Jeune fille de dix-neuf ans, atteinte depuis un an d'otorrhée gauche. Vers la fin de 1902, apparition de symptômes vagues : mal de tête, fatigue, troubles gastriques. Brusquement dans la nuit du 20 au 23 janvier 1903, céphalalgie violente, vomissements ; la température, qui oscillait irrégulièrement depuis un mois, atteint 39 degrés. Transportée dans le service, on y constate tous les signes d'une lepto-méningite aiguë.

22 janvier. — *Ponction lombaire : liquide transparent, non ambré, mais sortant sous forte pression.* Lymphocytes, 58 pour 100. Polynucléaires, 40 pour 100. Grands mononucléaires, 2 pour 100.

Opération. — 1° Ouverture de la mastoïde au lieu d'élection. Cellules sous-corticales communiquant largement avec l'antre et ne contenant que du muco-pus ;

2° Evidement de l'aditus et de l'attique : fongosités ;

3° Large craniectomie au niveau du toit de la cavité opératoire, qui n'est pas carié, prolongée en arrière jusqu'au sinus latéral, intact, sans abcès périsinusal. Dure-mère épaissie, fongueuse, mais sans perforation. On s'abstient par conséquent de l'entamer.

23 janvier. — T. = 3704 le matin. P. = 100. Etat général assez bon. Ventre souple. Le Kernig persiste. Moins de raideur de la nuque.

24 janvier. — Etat général bon. Fièvre tombée définitivement. Kernig tend à disparaître.

25 janvier. — Légère céphalée, pas de fièvre.

27 janvier. — Kernig à peu près disparu. Encore un peu de raideur de la nuque.

28 janvier. — Premier pansement. Plaie en très bon état.

Ponction lombaire. — Liquide clair. Lymphocytes, 99 pour 100. Polynucléaires, 1 pour 100.

29 janvier. — Exagération des réflexes rotuliens.

3 février. — Depuis deux jours, céphalée fronto-occipitale légère. Pansement souillé de pus fétide. Au niveau de l'aditus, une fistule mène profondément dans la direction du labyrinthe.

20 février. — Excellent état général. Le malade se promène.

3 mars. — *Ponction lombaire.* — Liquide céphalo-rachidien normal.

Après divers incidents, la guérison locale est obtenue le 1er septembre.

Juin 1904. — Guérison locale et générale s'est maintenue.

III. **Méningites aseptiques**. — Nous rapportons quatre observations, où l'examen bactériologique est demeuré négatif. L'observation de De Massary et Weil est particulièrement intéressante parce qu'elle a été suivie très attentivement à ce point de vue spécial ; il est bien évident qu'à aucun moment il n'y a eu de bactéries dans le liquide céphalo-rachidien.

Pour les trois autres, que nous rapprochons de celle-ci, on pourrait objecter qu'il s'agissait de méningites primitivement microbiennes, mais devenues secondairement aseptiques.

OBSERVATION LI

(T. de Massary et P. Weil, *Soc. méd. des hôp.*, 11 oct. 1907.)

· Réaction méningée aseptique au cours d'une otite
moyenne suppurée ; intégrité des polynucléaires ; guérison.

Homme de quarante ans, éthylique, qui, douze jours après le

début d'une otite moyenne, présente des phénomènes méningés graves. Le 13 août, prostration très marquée, attitude en chien de fusil, céphalée très vive, raideur de la nuque, contracture, Kernig, constipation. Pas de vomissements, pas d'écoulement d'oreilles. T. = 38°9, P. = 54. Première ponction lombaire : le liquide sort en jet, louche, puriforme.

15 août. — Même état. On commence les bains chauds à 38 degrés et on décide de faire des ponctions répétées. A la contre-visite, on constate une otorrhée qui n'existait pas : le pus qui s'écoule est verdâtre, épais, assez abondant.

Les jours suivants, l'état reste à peu près le même.

A partir du 24 août, la température se met à descendre peu à peu ; le 1er septembre, elle atteint la normale. Etat général meilleur, le malade répond assez bien. La constipation a cessé, la céphalée est encore vive, le Kernig et la raideur de la nuque sont très accentués.

10 août. — L'otorrhée qui a diminué d'abondance ces jours derniers s'arrête, tandis que la température remonte entre 37 et 38 degrés ; la région mastoïdienne gauche se tuméfie et devient douloureuse.

13 août. — Le Kernig et la raideur de la nuque sont encore manifestes ; le malade se plaint encore de céphalée, la constipation a disparu ; état général bon. T. = 37°5. P. = 96.

21 août. — On pratique d'urgence la paracentèse du tympan ; grâce au drainage de la caisse qui se rétablit ainsi normalement, la tuméfaction mastoïdienne disparaît peu à peu.

2 octobre. — Les troubles méningés ont complètement disparu ; la région rétro-auriculaire gauche n'est plus ni tuméfiée, ni douloureuse à la pression.

Ponctions lombaires. — *Première* (le 14 août). — Liquide puriforme, pas de coagulum fibrineux par le repos. Après centrifugation, culot jaunâtre purulent, haut de 4 à 5 millimètres. A l'examen, *polynucléaires absolument intacts*, quelques lymphocytes et quelques rares mononucléaires moyens.

Deuxième, 15 août. — Mêmes caractères.

Troisième, 19 août. — Lymphocytes plus abondants que précédemment, 14 pour 100.

Quatrième, 21 août. — Même aspect, lymphocytes, 17 pour 100.

Cinquième, 26 août. — Lymphocytes, 22 pour 100.

Sixième, 28 août. — Culot moins épais. Il n'y a plus que 20 à 30 éléments par champ, alors qu'il y en avait plus de 100 lors des premières ponctions. Lymphocytes, 17 pour 100.

Septième, 2 septembre. — Lymphocytes, 72 pour 100. Le liquide est plus clair.

Huitième, 6 septembre. — Formule franchement lymphocytique.

Trois autres ponctions (10, 13, 19 septembre), révèlent les mêmes caractères.

Douzième, 4 octobre. — Lymphocytose, 96 pour 100.

Pour toutes ces ponctions, le liquide examiné au point de vue bactériologique (examen direct, inoculation) a toujours donné des résultats négatifs.

OBSERVATION LII

(Arn. Knapp, *Arch. of otology,* vol. XXXIII, n° 6).

Otite moyenne purulente avec complications intra-craniennes (abcès extra-dural, méningite) ; ponction lombaire ; guérison.

Jeune fille de seize ans, ayant une double otorrhée depuis une scarlatine à seize ans, avec surdité complète ; elle présente en outre des stigmates de syphilis héréditaire.

A l'opération du côté gauche, nécessitée par l'apparition de troubles aigus du côté de la mastoïde, on trouve de la carie osseuse, du cholestéatome, une perforation du canal semi-circulaire externe, une fistule du toit de l'antre avec abcès extradural.

Un mois plus tard, après qu'on avait curetté des granulations dans la profondeur de la plaie, les accidents réapparaissent : céphalée, nausées, frissons, etc. *Une ponction lombaire évacue un liquide très trouble dont la cytologie n'est pas indiquée, mais qui ne paraît pas contenir de bactéries.* Peu à peu, après un état grave de plusieurs jours, tout s'atténue et la malade guérit.

OBSERVATION LIII

(Neumann, *Soc. autrichienne d'otologie,* 28 janvier 1907).
Début de méningite otogène; labyrinthite; opération: guérison.

Jeune femme, vingt-trois ans, est opérée d'otite moyenne suppurée chronique gauche, pour carie complète de la paroi interne de la caisse. Examen fonctionnel avant l'opération : voix haute, 0,10 ; voix chuchotée, 0. Diapason A n'est pas entendu. Limite supérieure abaissée. Gamme continuelle des sons permet de constater une surdité complète. Nystagmus spontané bilatéral, plus prononcé du côté malade.

A part un peu de céphalée, la malade va bien et quitte l'hôpital au bout de dix jours. Trois jours plus tard, elle y est ramenée avec vertiges, céphalée, vomissements, troubles de la connaissance, rigidité de la nuque, haute température, inexcitabilité de l'appareil vestibulaire, grand nystagmus du côté sain. Diagnostic: labyrinthite. A l'opération, on trouve du pus fétide dans le labyrinthe, des granulations, un petit séquestre près des canaux semi-circulaires. Après extraction de ce séquestre, une fistule conduit vers le canal postérieur. On enlève de même la paroi postérieure du vestibule séquestré. Incision de la dure-mère de la fosse cérébrale postérieure qui laisse échapper un liquide louche. La ponction lombaire donne un liquide louche avec un sédiment riche, *mais sans microorganismes.*

Quelques jours après l'opération, surdité complète à gauche. La méningite a été arrêtée au début par l'intervention rapide.

Dans le cas suivant de Lapointe, il est probable qu'il s'agissait d'un double abcès extra- et intra-dural avec réaction méningée de voisinage.

OBSERVATION LIV

(Lapointe, *Rapport Legueu à la Soc.de Chirurgie*, 1907.)

Jeune femme de vingt et un ans, atteinte depuis trois ans d'un écoulement de l'oreille droite, est prise, à la suite d'un refroidissement, de douleurs irradiées dans tout le côté droit, avec fièvre et frissons ; quinze jours plus tard, rachialgie intense. Pas de modification de la région temporo-mastoïdienne. Malade très abattue, couchée en chien de fusil sur le côté gauche, elle saisit bien les questions et y répond clairement. Pas de paralysie oculaire, pupilles normales, nuque raide et céphalée occipitale avec douleur surtout localisée dans le dos, le long du rachis ; pas de paralysie ni contracture, pas de Kernig. Deux vomissements en quarante-huit heures. T. $= 38°4$, P. $= 92$

Ponction lombaire : liquide d'aspect purulent sous tension normale. Polynucléaires, 95 pour 100. Lymphocytes, 5 pour 100 *Pas de microorganismes.*

Intervention immédiate. Antre large, plein de pus fétide avec cholestéatome. Evidement de la caisse, plafond intact mais perforation de la gouttière sigmoïde et ablation de deux petits séquestres. Immédiatement du pus s'écoule provenant d'un abcès extra-dural situé contre le genou du sinus. Ce dernier est mis à nu ; bien qu'il baigne dans le pus, il paraît sain et on ne constate à son voisinage aucune trace de perforation durale. Lapointe ne croit pas devoir s'en tenir là, il dénude la dure-mère en dehors du sinus, sur une étendue de 2 centimètres. Une incision durale pratiquée à ce niveau donne issue à deux cuillers à café de pus fétide.

Revue cinq mois plus tard, la malade était complètement guérie.

Beaucoup d'autres observations de méningites otogènes guéries ont été publiées : nous nous sommes volontairement limité aux plus récentes, car parmi les anciennes, la plupart manquent du contrôle de la ponction lombaire et sont, de ce fait, d'un classement et d'une interprétation difficiles, sans compter que le diagnostic de méningite lui-même laisse subsister quelque doute. La plupart de celles-ci sont qualifiées de méningites séreuses et l'affirmation de ce diagnostic est uniquement basé sur l'existence de la névrite optique.

Toutes ces observations ont été rapportées et résumées dans la thèse de Pruvost (Nancy, 1902).

Pour nous en tenir aux observations que nous avons rapportées ici, on voit que la conduite thérapeutique adoptée par les auteurs a été assez variable.

Dans trois cas (Maljean, Schulze), la guérison fut obtenue à l'aide de la seule ponction lombaire ; et encore celle-ci ne fut-elle pratiquée que trois fois chez le malade de Maljean ; et une seule fois chez celui de Schulze, car la seconde ne fut faite qu'à un moment où tout était rentré dans l'ordre et où le liquide céphalo-rachidien était redevenu complètement normal. *Ce n'est qu'après la guérison des phénomènes méningitiques* que Schulze intervient sur la mastoïde, avec un abcès sous-périostique communiquant avec un abcès périsinusien. Dans ces deux cas, il s'agissait bien cependant de méningite bactérienne, coli-bacilles dans le cas de Maljean et streptocoques dans celui de Schulze.

Une seule ponction a suffi également dans le cas de Knapp, mais il est vrai qu'ici la méningite s'était développée un mois après l'ouverture de la mastoïde et d'un abcès extra-dural et que cette méningite était probablement aseptique.

Mais il faut bien reconnaître que de telles guérisons sont exceptionnelles : le plus souvent, la ponction lombaire ne saurait suffire ; il faut agir en même temps sur le foyer infectieux et tâcher de supprimer ainsi la cause des accidents. C'est ce qui a été fait dans la majorité des observations précédentes, mais de façons bien différentes. Labbé et Froin, De Massary et Weil se sont contentés d'une paracentèse du tympan : il est vrai que, dans le dernier cas, il s'agissait d'une méningite aseptique et qu'il en était probablement de même pour celui de Labbé et Froin.

En général l'intervention sur le foyer infectieux a été plus complète. Elle a consisté soit dans l'antrotomie combinée à la paracentèse (Gradenigo) soit dans l'évidement pétro-mastoïdien, mise à nu de la dure-mère, ouverture d'abcès extra-duraux (Sokolowsky, Neumann, etc.). Elle a toujours été combinée avec la ponction lombaire.

Dans un dernier groupe d'observations, on a vu que la dure-mère avait été incisée, les espaces arachnoïdiens ouverts et drainés (Crocquett, Linn Emerson, Lermoyez et Bellin, Lapointe) et sans préjudice de la ponction lombaire : avec un drainage temporal Voss fit douze ponctions et Barker quatorze.

Il convient enfin de réserver une place spéciale à l'observation de Paul Laurens. Ici l'intervention fut uniquement médicale ; paracentèse du tympan, ponctions lombaires répétées, injections intra-veineuses de collargol et enfin injection intra-rachidienne d'électrargol. C'est à la suite de cette dernière que le liquide céphalo-rachidien redevint stérile et que la guérison définitive fut obtenue. Dans ce cas, il n'existait pas d'indication opératoire nette, on se trouvait en présence d'une infection méningée (entérocoques) presque d'emblée diffuse et insaisissable chirurgicalement. Si une telle observation est isolée, pour ce qui est de la méningite otogène, elle est à rapprocher de celles à peu près semblables que nous avons signalées à propos de la méningite cérébro-spinale.

A côté des faits de méningite otogène guérie définitivement, il en est d'autres qui, malgré leur terminaison fatale, démontrent aussi la curabilité de cette affection. Le cas que M. M. Lannois et Perretière ont publié, il y a deux ans, est intéressant parce qu'il constitue précisément « un cas manifeste d'amélioration ou plus exactement d'enraiement transitoire d'une lepto-méningite aiguë d'origine otique. » Voici cette observation résumée :

OBSERVATION LV

(Lannois et Perretière, *Soc. méd. des Hôp. de Lyon*, juillet 1906.)

Otorrhée bilatérale datant de l'enfance, réchauffée depuis un mois. Signes de réaction mastoïdienne avec symptômes cérébraux depuis huit jours.

A l'entrée. — Lepto-méningite aiguë, suppurée, diffuse, prouvée par le tableau clinique et la ponction lombaire (liquide séro-purulent, polynucléose abondante)

Intervention. — Trépanation large de l'apophyse, carie du toit, ouverture de la fosse cérébrale moyenne, incision cruciale de la dure-mère, ponction de la substance cérébrale, liquide céphalo-rachidien louche s'écoulant en jet du ventricule. Amélioration immédiate et manifeste après l'intervention, mais persistance du ralentissement du pouls.

Reprise des phénomènes cérébraux douze jours après l'intervention. Deuxième ponction lombaire : liquide clair, lymphocytose prédominante, pas de microorganismes.

Diagnostic. — Abcès encéphalique masqué antérieurement par le syndrome méningite aiguë.

Mort au quinzième jour.

Autopsie. — Abcès de l'hémisphère droit, cérébelleux.

« Dans ce fait, disent les auteurs, l'amélioration nous paraît de toute évidence consécutive à l'intervention ; nous nous croyons en droit, étant donné la gravité de l'état du malade à son entrée, de conclure à la proximité de l'obitus en cas d'abstention. L'opération a donné au contraire une immédiate résurrection du malade, la disparition transitoire des accidents méningés et une véritable survie de douze jours suffisante pour nous permettre d'affirmer la possibilité de la guérison définitive, si le malade n'avait été porteur d'une grave lésion cérébelleuse méconnue, masquée comme elle le fut par la méningite. »

Les faits précédents montrent donc que la méningite otogène n'est pas toujours au-dessus des ressources de la thérapeutique.

Bergmam (1888) et Lichtheim (1893) avaient érigé en principe que l'on ne devait jamais intervenir en présence d'une méningite confirmée. Schultze se range à cet avis : les conclusions de son travail sont cependant assez contradictoires. « Nous ne sommes plus, dit-il, au temps où le diagnostic de la méningite diffuse contre-indiquait l'intervention ; et cependant ni l'anatomie pathologique, ni la clinique ne nous fournissent d'indications opératoires positives. C'est pourquoi, les interventions opératoires dans la méningite diffuse bien déclarée doivent encore aujourd'hui être considérées comme contre-indiquées d'une façon générale. » Heine également (1904) prétend qu'il ne faut pas opérer quand la ponction lombaire donne un liquide trouble contenant des corpuscules de pus.

Barth, au contraire, se prononce pour l'intervention. Voss se déclare prêt à opérer dans les formes subaiguës. Il propose de combiner l'ouverture du foyer osseux avec la ponction lombaire ; c'est seulement dans les cas où les symptômes continueraient à s'aggraver que l'on inciserait la dure-mère et ouvrirait les espaces sous-arachnoïdiens. Cette ligne de conduite se rapproche assez des règles que proposaient Lermoyez et Bellin : 1° Faire l'évidement large de l'oreille moyenne et découvrir la dure-mère sans la franchir ; 2° en cas d'échec de l'intervention précédente, mais dans ce cas seulement, franchir la dure-mère pour pénétrer dans l'espace sous-arachnoïdien ; 3° pratiquer et répéter systématiquement la ponction lombaire.

D'autres auteurs n'admettent pas cette temporisation. Ils proposent d'ouvrir la dure-mère dès l'abord ; c'est l'opinion de Hinsberg et Kümmel, celle de Sieur, celle aussi de Lapointe. MM. Lannois et Perretière pensent que l'intervention s'impose dans presque tous les cas. Elle doit comporter les temps suivants :

1° Suppression du foyer infectieux auriculaire ;

2° Ouverture de la fosse cérébrale ou cérébelleuse et mise à nu de la dure-mère ;

3° Incision de la dure-mère et drainage de la cavité arachnoïdienne cérébro-cérébelleuse ;

4° Ponction lombaire qu'on renouvellera au besoin.

Kiel, étudiant spécialement la méningite cérébro-spinale d'origine otique, pense qu'il faut établir une ouverture cranienne des espaces arachnoïdiens et une contre-ouverture lombaire (laminectomie). G. Laurens a fait des lavages cranio-rachidiens, l'eau introduite par l'orifice cranien ressortant par la voie lombaire. Edward Bradeford a proposé le drainage ventriculaire ; Hoberer a pratiqué de larges craniectomies. Toutes ces interventions compliquées n'ont d'ailleurs été suivies que d'insuccès.

Paul Laurens, au récent Congrès d'oto-rhinolaryngologie (1908), rappelant son observation, a formulé à son tour les règles de conduite que voici :

1° Intervention chirurgicale dirigée contre le foyer infectieux causal ;

2° Drainage du liquide céphalo-rachidien par ponctions lombaires qui peuvent être quotidiennes sans inconvénients ;

3° Emploi des métaux colloïdaux et en particulier de l'électrargol, qui est pur, stérile, stabilisé et enfin isotonique, ce qui permet de l'introduire directement.

RÉSUMÉ ET CONCLUSIONS

Les moyens de lutte contre l'infection méningée otogène sont donc assez variés, et cela ne doit pas étonner ; en effet, comme le fait remarquer Sieur « il ne saurait y avoir de règles absolues pas plus en chirurgie spéciale qu'en chirurgie générale. Le moment de l'intervention et l'étendue de l'acte opératoire étant susceptibles de varier avec chaque malade doivent être laissés à la perspicacité du chirurgien ».

Il est cependant deux principes généraux qui s'appliquent à tous les cas : 1° C'est d'abord l'établissement d'un diagnostic précoce (par la ponction lombaire) et l'intervention immédiate. C'est pourquoi les méningites latentes sont le plus souvent si graves ; quand elles se manifestent, il est déjà trop tard. Comme le dit Claoué, ce n'est pas quand les méninges baignent dans le pus que l'intervention aura des chances de succès : les bons résultats s'observent dans les cas où les méninges sont effleurées plutôt que pénétrées par l'infection ; 2° c'est la suppression du foyer infectieux auriculaire, suppression qui devra être aussi radicale que possible.

Pour le reste, la ligne de conduite doit différer suivant que l'on a affaire à une méningite septique ou à une réaction méningée aseptique, différenciation qui aura été faite par l'examen minutieux du liquide céphalo-rachidien (l'état d'intégrité des polynucléaires, en attendant les résultats de l'examen bactériologique, sera déjà une grande présomption en faveur de l'absence de microbes).

A. *Dans la méningite septique.* — Si l'on ne trouve aucune indication opératoire précise, si la méningite semble diffuse d'emblée, si le liquide est clair ou peu louche, on pourra suivre le conseil de Paul Laurens, c'est-à-dire pratiquer la ponction lombaire répétée et employer l'injection intra-rachidienne d'électrargol.

Au contraire, si les indications opératoires sont nettes si l'on pense trouver un foyer de méningite localisée, il faudra combiner l'incision de la dure-mère cranienne et le drainage de la fosse cérébro-cérébelleuse avec la ponction lombaire.

B. *Dans la réaction méningée aseptique.* — Outre la suppression du foyer infectieux causal, on devra se contenter de la ponction lombaire répétée et *surtout se garder de faire une injection intra-rachidienne colloïdale ou autre, qui ne ferait qu'aggraver les accidents* (de Massary et Weil).

DEUXIÈME PARTIE

MÉNINGITE TUBERCULEUSE

La curabilité ou du moins la possibilité de la guérison spontanée de la méningite tuberculeuse a été
l'objet, dans ces dernières années, de nombreuses
publications et de vives discussions dans les Sociétés
savantes — en particulier à la Société médicale des
Hôpitaux de Lyon en 1902 et à la Société médicale des
Hôpitaux de Paris en 1905. En effet, les observations
de méningites tuberculeuses guéries ne sont pas d'une
extrême rareté à l'heure actuelle ; sans doute, elles
sont de valeur très inégale, mais un certain nombre
d'entre elles reste au-dessus de toute critique et permet de penser que l'inexorable fatalité du pronostic de
cette maladie comporte quelques réelles exceptions.

Avant d'aborder l'étude de ces cas de guérison,
nous exposerons en quelques mots les raisons de la
gravité habituelle de la méningite tuberculeuse, gravité telle qu'on ne la retrouve pas dans aucune des
autres manifestations de la tuberculose. La notion
dominante, au moins pour la méningite commune de
l'enfant, c'est que cette affection n'est pour ainsi dire

jamais une tuberculose locale : elle n'est en réalité que la localisation prédominante et plus bruyante d'une infection généralisée. Les autopsies sont là pour démontrer que dans presque tous les cas il s'agissait bien de granulie. Et d'ailleurs, si l'on voulait une preuve expérimentale de cette infection générale, nous rappellerions les résultats des expériences de MM. Lesieur et G. Mouriquand, qui, cherchant le bacille de Koch dans le sang des tuberculeux, ne le rencontrèrent que dans deux cas seulement ; et c'était précisément deux cas de méningite tuberculeuse. La méningite tuberculeuse n'est donc, en règle générale, qu'un épisode, l'épisode terminal, au cours d'une granulie. Comme le disait Comby, à la Société médicale des Hôpitaux de Paris : « La granulie méningée de l'enfant est incurable, quoique très minime parfois et malaisément reconnaissable à l'œil nu, parce qu'elle est le dernier acte d'un drame qui se joue depuis longtemps dans l'organisme et qui a atteint gravement l'appareil respiratoire, les ganglions bronchiques, le foie, la rate, les principaux viscères. Quand l'enfant présente le syndrome méningé, il est déjà profondément infecté et intoxiqué par la tuberculose, et la guérison même temporaire devient impossible. »

D'autre part, il semble bien que la localisation méningée en elle-même présente une gravité exceptionnelle ; et il faut moins attribuer cette gravité à la délicatesse et à la fragilité des centres nerveux intéressés, qu'au mode de réaction spécial de l'arachnoïde. Tout récemment, L. Ramond a établi un parallèle entre cette dernière et la plèvre, au point de vue de leur manière de réagir au processus tuberculeux : tandis que la plèvre enkyste rapidement d'une néomembrane épaisse et résistante le foyer infectieux et le transforme ainsi en une tuberculose locale, l'arachnoïde, elle, produit fort peu de fibrine, ne circonscrit pas l'infection et du foyer resté ouvert les bacilles émigrent sans cesse dans la circulation générale. Le même auteur a étudié comparativement les variations de la formule leucocytaire dans la pleurésie et dans la méningite : alors que dans la première cette formule suit une évolution cyclique toujours la même depuis le début jusqu'à la guérison (la polynucléose du début faisant progressivement place à la lymphocytose et le nombre total des leucocytes augmentant dans des proportions considérables à mesure que l'épanchement se résorbe — à la phase tout à fait terminale seulement ce nombre diminue), dans la méningite on ne trouve rien de semblable, le nombre des leucocytes reste toujours assez peu élevé et la formule, presque toujours lymphocytaire varie sans aucune règle.

Enfin, il est un dernier fait important dans cet ordre d'idées, c'est l'extrême virulence du liquide céphalorachidien dans la méningite tuberculeuse. Bezançon et Griffon surtout se sont attachés à cette étude, en prenant, eux aussi, comme terme de comparaison la virulence du liquide de la pleurésie séro-fibrineuse franche. Ils ont inoculé des cobayes et des lapins avec le liquide céphalo-rachidien obtenu par ponction lombaire dans trois cas de méningite tuberculeuse : tous les animaux furent tuberculisés — et la virulence est telle que un quart de centimètre cube de ce liquide inoculé sous la peau d'un cobaye a donné des lésions tuberculeuses viscérales déjà visibles à l'œil nu moins d'un mois après l'injection. Par contre, à la suite des inoculations faites avec le liquide de pleurésie, la tuberculisation du cobaye ne s'est produite que quatre fois sur cinq et celle du lapin seulement une fois sur quatre, et encore dut-on employer, pour arriver à ce résultat, une dose de liquide pleural vingt fois supérieure à celle du liquide céphalo-rachidien.

En somme, coïncidence avec l'évolution d'une granulie, absence de réaction de défense efficace au niveau de l'arachnoïde, extrême virulence, tels sont les facteurs essentiels de gravité de la méningite tuberculeuse : ils se trouvent toujours réunis dans la forme commune, dans les formes mortelles. Mais il n'est pas inconcevable qu'ils puissent dans une certaine mesure s'atténuer et permettre ainsi parfois une évolution plus ou moins prolongée de la maladie et même dans quelques cas une véritable guérison.

De tout temps des médecins ont cru assister à ces exceptionnelles guérisons. Parrenin, dans sa thèse, rappelant tous les cas publiés depuis un siècle, est arrivé à en compter soixante-treize ; mais dans le plus grand nombre de ceux-ci, le diagnostic ne repose que sur l'observation clinique : sans doute, c'est bien à celle-ci qu'il convient, comme ailleurs, d'attribuer la plus grande importance, cependant, dans une question comme celle qui nous occupe, il faut bien reconnaître qu'elle perd une partie de ses droits et qu'à elle seule

elle ne suffit pas à entraîner la conviction : d'une part
en effet, il n'est pas douteux qu'une méningite aiguë
banale, en particulier la méningite au cours d'une otite
méconnue chez l'enfant (Lannois), la méningite syphilitique, voire même la pseudo-méningite hystérique,
comme Noguès en rapportait encore un cas il y a quelques années, peuvent simuler de plus ou moins près le
tableau clinique de la méningite tuberculeuse ; d'autre
part, cette dernière peut affecter surtout chez l'adulte,
comme l'a bien démontré Chantemesse, les formes les
plus atypiques. Aussi, dans tous ces cas, la clinique ne
peut-elle apporter la preuve, elle n'apporte que des pro-
babilités impuissantes à réfuter l'axiome classique :
« Cette méningite a guéri, elle n'était donc pas tuberculeuse ».

Toutes ces observations ont été rapportées maintes
fois, en particulier dans les thèses de Parrenin et de
Bouclier. Elles ont toutes d'ailleurs de nombreux points
communs, et il nous suffira d'en résumer quelques-
unes ici.

Hutinel, dans le *Traité de médecine et de thérapeutique*, rappelle un cas qu'il vit avec Chaillou. Il s'agit
d'un enfant de six ans et demi, dont un frère aîné est
mort de méningite tuberculeuse et dont le deuxième frère
a eu une pleurésie séro-fibrineuse, et qui présenta des
signes de péritonite tuberculeuse. Six semaines plus
tard se manifestent tous les signes d'une méningite
tuberculeuse : l'enfant finit cependant par guérir mais
présenta pendant des mois des troubles de la parole et
de l'atrophie des nerfs optiques.

OBSERVATION LVI (résumée).

(Galliard, *Soc. méd. des hôp. de Paris*, 14 novembre 1902.)

Femme de vingt-trois ans, atteinte de pleurésie gauche. Une semaine après la thoracentèse éclatent des phénomènes méningés. On croit à une méningite tuberculeuse ; puis brusquement tous les accidents s'amendent et au bout de vingt jours, la malade semble guérie.

Quelque temps après, les mêmes accidents reparaissent pour disparaître bientôt comme la première fois et de façon définitive.

OBSERVATION LVII (résumée).

(Ménétrier, *Soc. méd. des hôp. de Paris*, 19 janvier 1900.)

Chez une malade atteinte de tuberculose pulmonaire chronique, on assiste à l'éclosion de symptômes méningitiques. Le tableau clinique est bientôt complet.

On crut à une méningite tuberculeuse fatale, lorsqu'une *phlegmatia alba dolens* apparut brusquement, semblable à un phénomène critique et précéda immédiatement la convalescence.

OBSERVATION LVIII (résumée).

(Le Damany, *Arch. provinciales de méd.*, 1899.)

Jeune femme de trente-trois ans, qui eut une pleurésie huit ans auparavant et qui présente une lésion du sommet droit. Sept ans et quatre ans avant que Le Damany la vît, cette malade avait eu à deux reprises des accidents qualifiés de méningite (céphalée, raideur de la nuque, spasmes du visage, convulsions, délire, perte de connaissance). Les deux fois, les accidents disparurent en quinze jours et on rectifia le premier diagnostic par celui de pseudo-méningite hystérique.

En février 1899, Le Damany est appelé à soigner la malade qui présente de la céphalée, de la photophobie, une température à 38 degrés, puis de l'abattement, de la rétention d'urine, l'attitude en chien de fusil, et enfin du coma. Elle succombe dans ce dernier état, avec de l'inégalité pupillaire, après une amélioration d'une durée de quelques jours.

Il s'agissait donc très probablement d'une méningite tuberculeuse véritable, ayant évolué en trois poussées.

Toutes les autres observations se rapprochent plus ou moins de celles que nous venons de citer : Comme on le voit, la preuve de la nature tuberculeuse de la méningite guérie repose uniquement sur ce fait que les accidents méningés se sont développés chez des sujets manifestement tuberculeux ou dont les antécédents sont nettement entachés de bacillose ou bien encore il s'agit, comme dans l'observation de Le Damany, de malades ayant présenté à différentes époques de leur vie, des symptômes méningitiques et finissant par mourir de méningite tuberculeuse et l'on conclut que les épisodes antérieurs étaient du même ordre. Or, ce sont là des arguments fort discutables, et de telles observations seraient d'un bien faible appui pour la thèse de la curabilité, si cette dernière n'était démontrée d'autre part par des faits plus décisifs.

Il existe en effet toute une série de cas de méningites guéries dont la nature a pu être établie d'une manière formelle, soit au cours même de la maladie, par la constatation de tubercules choroïdiens ou par les résultats des recherches de laboratoire, soit beaucoup plus tard, par la découverte, après la mort du sujet, des reliquats de l'ancienne lésion méningée.

CONSTATATION DE TUBERCULES CHOROIDIENS

La constatation de tubercules choroïdiens a une très grande valeur diagnostique. Ce sont de petites tumeurs d'un blanc jaunâtre, solitaires ou multiples situées dans l'épaisseur de la choroïde et dont les caractères rappellent ceux des granulations miliaires tuberculeuses. Il y a généralement coïncidence d'une neuro-rétinite diffuse. L'aspect des tubercules choroïdiens est assez typique, et il est bien peu de lésions du fond d'œil, avec lesquelles ils sauraient être confondus : ils ne pourraient l'être qu'avec un sarcome de la choroïde au début ou avec la choroïdite parenchymateuse; or, la marche de ces affections est tellement différente que le doute ne saurait persister longtemps.

Mais quelle est la valeur séméiologique de ces tubercules choroïdiens. Comby n'attribue à ce signe qu'une importance secondaire ; Bouchut et Trousseau le considéraient comme pathognomonique. Il n'est pas douteux qu'il puisse exister en l'absence de toute méningite; ces tubercules choroïdiens sont en effet l'indice d'une tuberculisation générale à marche aiguë ou chronique, mais ne dépendent pas directement des lésions méningo-encéphaliques : Necze et Manz ont insisté sur ce point. Celui-ci rapporte le cas d'une jeune fille de quinze ans, morte tuberculeuse, sans l'ombre de phénomènes méningés et chez laquelle on trouva, outre une granulie généralisée, un tubercule de la choroïde des deux côtés. Mais il n'en reste pas moins vrai que ce signe garde toute sa valeur quand on le constate chez un sujet présentant déjà tous les symptômes d'une méningite, et permet d'affirmer la nature bacillaire de celle-ci. Isolé, il ne signifie rien. mais au cours d'un syndrome méningé il reprend toute son importance. Dans ces conditions, « c'est là, comme le dit G. Guinon dans le *Traité de médecine*, un signe presque pathognomonique, la signature de la maladie ».

Nous avons pu trouver dans la littérature trois observations de méningites tuberculeuses guéries, où ce signe venait à l'appui du diagnostic ; ce sont celles de Dujardin-Beaumetz, de Thomalla et de Moutard-Martin.

OBSERVATION LIX

(Dujardin-Beaumetz, *Union médicale*, 1879.)

Il s'agit d'un garçon de vingt-trois ans dont les parents sont morts phtisiques : deux de ses frères sont morts, sept autres sont assez bien portants. Il y a six mois, cet homme a reçu un coup de canne sur le côté gauche de la tête et, dans la suite, il a conservé pendant trois mois des crampes dans les jambes.

Il entre avec des symptômes de fièvre intermittente : frissons, chaleur, sueur, revenant par accès chaque jour et résistant au sulfate de quinine ; le malade est constipé, son état s'aggrave et reste stationnaire pendant vingt jours. Puis l'amélioration survient, telle que le malade, encore couché la veille, se lève et veut sortir. Mais le lendemain, la céphalalgie recommence accompagnée de photophobie, d'inégalité pupillaire, de strabisme. La respiration se ralentit. Le pouls est fréquent, irrégulier, tombe du jour au lendemain de 100 à 48. Le malade ne peut dormir.

Au vingt-cinquième jour le coma s'établit. Le malade pousse de temps à autre des cris hydrencéphaliques. Le côté gauche est contracturé, le pouls très rare, la respiration lente et intermittente.

Au trente-quatrième jour le coma diminue ; c'est à ce moment que l'examen ophtalmoscopique fut pratiqué : il signalait tous les symptômes qui caractérisent une méningite et *en outre un tubercule de la choroïde très net* ; la papille est voilée, surtout à la périphérie ; il y a un exsudat sur la partie supérieure et interne du nerf optique. Dans la moitié supérieure et interne de la rétine, on trouve une opacité arrondie, située derrière la rétine, dont elle soulève visiblement un vaisseau. De plus, le malade présente un certain degré d'albuminurie.

Cinquante jours après le début, le malade était complètement guéri ; le traitement avait consisté en glace sur la tête, bromure de potassium et calomel à doses fractionnées.

OBSERVATION LX
(Thomalla *Berlin, Klin Wochen*, 16 juin 1902.)

Il s'agit d'un jeune homme de vingt ans, dont les antécédents héréditaires sont entachés de tuberculose.

Personnellement il a présenté des accidents bacillaires (tuberculose glosso-pharyngée, fistule à l'anus). Il fut pris d'une céphalagie violente avec douleurs à la pression sur la nuque, hyperthermie, rétention d'urine. L'auteur pensa à une méningite tuberculeuse et l'examen ophtalmoscopique, pratiqué par Von Michel, ne fit que confirmer ce diagnostic, en montrant, *dans la partie inféro-interne de la choroïde de l'œil gauche, l'existence de deux petits tubercules* en voie de développement, situés l'un près de l'autre.

Thomalla prescrivit de la créosote à des doses progressivement croissantes, de façon à arriver bientôt à en faire prendre 4 gr. 50 par jour (en trois fois). Il ordonna en même temps de l'iodure de potassium et, sous l'influence de ces deux médicaments, associés à un régime substantiel, l'état du malade ne tarda pas à subir une amélioration notable, suivie de guérison complète.

Un nouvel examen ophtalmoscopique permit de constater que les deux tubercules choroïdiens s'étaient tout à fait résorbés.

Ces deux observations nous semblent probantes. Celle de Thomalla est intéressante encore à un autre point de vue : c'est la disparition des tubercules choroïdiens constatés après la guérison : ce fait est très important et nous aurons l'occasion d'y revenir quand nous aurons à discuter la question de savoir si les cas de guérison publiés ne sont que des rémissions.

Dans la discussion qui eut lieu à la Société médicale des Hôpitaux de Paris, Moutard-Martin rappelle qu'il a vu un cas de méningite tuberculeuse guérie chez une fillette de neuf ans : les séquelles avaient été particulièrement graves, puisque l'enfant était restée aveugle et hémiplégique du côté gauche. Trois ans plus tard, il se produisit une nouvelle méningite qui, cette fois, fut mortelle. Chez cette malade encore, le diagnostic avait été confirmé par l'examen du fond d'œil, où l'on avait trouvé des granulations tuberculeuses.

Dans tous les faits que nous venons de mentionner ici, le diagnostic de méningite tuberculeuse nous semble bien établi : ils constituent donc autant de cas de guérison indiscutables.

PROCÉDÉS DE DIAGNOSTIC RÉCENTS

Dans ces dernières années, plusieurs moyens d'investigation nouveaux sont entrés dans la pratique : et c'est sur les résultats positifs de ces examens que se basent actuellement les auteurs pour affirmer la nature des méningites qu'ils ont vu guérir. Ces procédés récents, si séduisants, parce qu'ils semblent apporter une

démonstration irréfutable, se rangent en deux caté-
gories :

1° Ceux qui nous révèlent qu'un sujet est porteur
d'une lésion tuberculeuse, quel qu'en soit le siège.

2° Ceux qui s'adressent plus particulièrement à la
lésion méningée elle-même, et qui reposent tous sur
l'examen du liquide céphalo-rachidien retiré par
ponction lombaire.

A. — Procédés de diagnostic général de la tuberculose

Ces procédés sont assez nombreux aujourd'hui. Ce
sont : la séro-réaction de MM. Arloing et Courmont,
l'épreuve de la tuberculine, l'épreuve du vésicatoire et
enfin l'ophtalmo-réaction et la cuti-réaction. Nous
n'insisterons pas sur la technique de ces différentes
méthodes ; quant à leur valeur diagnostique, elle est
bien établie pour certaines d'entre elles, comme la
séro-réaction et l'injection de tuberculine ; pour d'autres, comme l'ophtalmo- et la cuti-réaction, elle est
encore très discutée et à l'étude. Mais toutes sont
exposées à la même critique : c'est que les unes comme
les autres ne nous apportent qu'une probabilité au sujet
de la nature de la lésion pour laquelle on les interroge : elles nous répondent seulement que le malade
est porteur en quelque point d'une lésion tuberculeuse.
Et, dès lors, elles ne permettent d'affirmer qu'une
chose : c'est que le syndrome méningé évolue chez
un tuberculeux ; et rien de plus. A elles seules, elles
ne sauraient donc fournir la preuve suffisante, elles
ne constituent qu'un élément du diagnostic venant
s'ajouter au faisceau des autres signes.

B. PROCÉDÉS REPOSANT SUR L'EXAMEN DU LIQUIDE CÉPHALO-RACHIDIEN

Les recherches portant sur le liquide céphalo-rachidien retiré par ponction lombaire, sont de deux ordres : 1° l'examen cytologique ; 2° l'examen bactériologique.

1° **Examen cytologique**. — Il est bien établi aujourd'hui, depuis les recherches de Widal, Sicard et Ravaut, que le liquide céphalo-rachidien normal ne renferme aucun élément cellulaire ou, du moins, n'en contient qu'un nombre insignifiant. Or, dans les cas de méningite tuberculeuse, il se produirait une leucocytose plus ou moins abondante, mais constamment très manifeste. De plus, dans ces cas, la formule cytologique serait constante et il s'agirait toujours de lymphocytose. Longtemps la lymphocytose fut considérée comme caractéristique de la méningite tuberculeuse et de nombreux observateurs affirment leur diagnostic uniquement d'après cette constatation.

A l'heure actuelle, on n'attribue plus qu'une importance secondaire à l'examen cytologique. Sans doute la lymphocytose est la formule la plus fréquente, mais combien nombreuses sont les exceptions. Cette variabilité de la formule leucocytaire dans la méningite tuberleuse a été très bien étudiée par MM. Barjon et Cade. Ils ont montré que, dans certains cas, l'examen pouvait être complètement négatif, comme dans les observations de Chavigny, de Courmont, de Mollard et André. Récemment encore, Pauly a publié un cas où il n'y avait pas de leucocytose.

D'autres fois il existe une polynucléose plus ou moins abondante, pouvant même devenir exclusive. Lewkowicz avait voulu faire de la polynucléose un indice de l'existence d'un foyer caséeux ; d'autres auteurs l'attribuaient à la production d'une infection secondaire, à une sorte de méningite mixte. Il existe cependant des observations où ni l'une ni l'autre de ces explications ne peut être invoquée : telle est l'observation récente de Gillard ; telles sont les trois observations de Landowski et Claret. Ces derniers auteurs admettent plutôt que la polynucléose est la forme de réaction méningée correspondant aux cas d'invasion brutale des méninges par le bacille de Koch au cours d'une généralisation panorganique : si la maladie a une évolution assez longue, les polynucléaires du début entrent en leucolyse et la lymphocytose tend à remplacer la polynucléose ; ces auteurs ont pu constater cette transformation à l'aide de ponctions lombaires en série dans l'une de leurs observations.

Si la lymphocytose n'est pas constante dans la méningite tuberculeuse, inversement, on la rencontre avec une extrême fréquence dans un grand nombre d'autres méningites ou réactions méningées, ainsi que nous l'avons vu antérieurement ; en effet, elle est à peu près la règle dans la méningite syphilitique, et dans les réactions méningées se manifestant au cours de maladies infectieuses diverses ou d'intoxication : grippe, oreillons, scarlatine, saturnisme. Enfin, on a vu que, dans la méningite aiguë non tuberculeuse évoluant vers la guérison, il existe toujours, quand la période aiguë est terminée, une lymphocytose plus ou moins exclusive.

La lymphocytose n'a donc par elle-même qu'une minime importance pour étayer un diagnostic de méningite tuberculeuse. Et l'on ne peut vraiment pas faire état des observations ne nous offrant que cette seule preuve. Nous rapporterons cependant ici les observations récentes de Sépet et de Pagés et Ardin-Delteil, où l'examen cytologique est appuyé par l'existence d'une séro-réaction positive.

OBSERVATION LXI
(Sepet, *Médecine moderne*, 9 juillet 1902.)

Enfant de six ans et demi, dont les antécédents héréditaires sont entachés de tuberculose. Personnellement, rougeole à trois ans, à la suite de laquelle apparurent les stigmates du rachitisme ; à quatre ans, angine blanche staphylococcique. Cet enfant commença de nouveau à être indisposé à la fin du mois d'avril, un soir il se plaignit de la tête et vomit son dîner ; puis il devint triste, cessa de jouer, perdit l'appétit, eut encore un ou deux vomissements après le repas, un peu de fièvre vers le soir et, après avoir traîné une semaine, s'alita.

2 mai. — On le trouve demi-comateux, en chien de fusil ; dès qu'il reprend conscience, il se plaint de douleurs de tête ; quand on le remue, il pousse des gémissements profonds. Pas de raideur de la nuque. Pupilles inégales, à gauche, on note de la mydriase, l'abolition du réflexe lumineux et un léger degré de blépharoptose. A droite, musculature de l'œil intacte. Pas de signe de Kernig. Raie méningitique très nette. Ventre en bateau. Le malade a vomi le matin du lait : vomissement sans effort. Constipation opiniâtre.

Respiration régulière, à 3o. Pouls lent, régulier à 6o. T. = 38°3.

On prescrit du calomel à doses fractionnées et des applications de glace sur la tête. Pendant les deux jours suivants, état stationnaire, la température ne dépasse pas 38°5.

5 mai. — Des phénomènes d'excitation apparaissent : délire, hallucinations visuelles. T. = 39 degrés. On ordonne les bains chauds à 38 degrés, toutes les quatre heures.

Même état le lendemain. De plus, léger degré de contracture à gauche, hyperesthésie cutanée. Les phénomènes oculo-pupillaires paraissent s'être amendés.

7 mai. — Légère attaque épileptiforme avec prédominance à gauche. La température s'est abaissée à 38°3.

8 mai. — Ponction lombaire de 10 centimètres cubes d'un liquide à peine louche. *L'examen révèle une lymphocytose abondante* avec quelques rares polynucléaires. *Pas de microbes.*

9 et 10 mai. — État stationnaire.

11 mai. — Aggravation de tous les symptômes, le coma est devenu complet. La respiration devient irrégulière. Phénomènes vaso-moteurs : à la face, alternatives de rougeur et de pâleur de la pommette gauche. Congestion et vascularisation très intense des conjonctives. Les pupilles sont devenues à peu près égales, mais insensibles à la lumière.

Les trois jours suivants, état stationnaire, et l'on craint une terminaison fatale. On soutient les forces par des lavements alimentaires et du sérum de Hayem.

15 mai. — L'enfant semble un peu moins mal, le coma est moins prononcé.

16 mai. — L'alimentation buccale peut être reprise. Assoupissement moins grand.

17 mai. — L'amélioration semble se maintenir. On fait *la séro-réaction d'Arloing et Courmont qui se montre positive.* On fit alors le diagnostic de méningite tuberculeuse et l'on porta un pronostic fatal.

18 mai. — Amélioration évidente ; la parole est revenue, l'enfant demande à boire, se plaint de souffrir encore de la tête, ne vomit pas, ne présente plus ni raideur, ni paralysie.

Les jours suivants voient petit à petit s'établir le retour à la santé, la température s'abaisse à 37 degrés et au-dessous.

21 mai. — Nouvelle élévation thermique liée à l'évolution d'un abcès de la fesse, qui est aussitôt débridé ; puis la température tombe définitivement, la guérison s'obtient sans tares ni reliquats d'aucune sorte.

28 mai. — Le malade effectue sa première sortie.

OBSERVATION LXII (résumée.)

(Pagès et Ardin-Delteil, Montpellier médical, 1905).

X..., soldat, entra le 27 avril 1902 dans le service de M. Carrieu.

Rien à noter dans ses antécédents héréditaires. Personnellement, il s'enrhume facilement, a eu plusieurs fluxions de poitrine. N'a jamais eu de maladie vénérienne. Aucun antécédent névrosique.

Le début de l'affection actuelle remonte à une quinzaine de jours. Depuis une quinzaine de jours en effet il se sent mal en train. Quand il entre à l'Infirmerie, le 27, il tousse, souffre d'un point de côté et se plaint de céphalée.

Dans la nuit du 27 au 28, délire, vomissements bilieux, état demi-comateux.

29 avril. — On le trouve couché en chien de fusil, les yeux fermés, dans un demi-coma, se plaignant de souffrir de la tête et présentant du strabisme. Rien d'anormal du côté des pupilles, pas de raideur de la nuque, ni de trismus. Un peu de Kernig, hyperesthésie cutanée légère. T. = 37°5. Constipation.

30 avril. — État à peu près stationnaire, température 37 degrés. Raideur de la nuque. En l'auscultant on trouve le sommet droit suspect ; bronchite. On fait une ponction lombaire. Le liquide sort sous forte tension, limpide. Faible culot par centrifugation. *A l'examen cytologique, lymphocytose* avec quelques très rares polynucléaires et quelques globules rouges.

1er mai. — Le malade se trouve bien mieux, et n'est plus

incommodé que par sa diplopie. Il n'existe plus de céphalée, pas de vomissements, pas de Kernig.

2 mai — Pas de fièvre. Le malade a eu une selle spontanée. Diplopie persistante. On prescrit 25 centigrammes d'iodure de potassium.

15 mai. — Le strabisme persiste encore : il s'agit d'une parésie des grands obliques. *Une seconde ponction révèle encore de la lymphocytose ; la séro-réaction d'Arloing et Courmont est positive.*

28 juin. — Il existe toujours de la parésie des grands obliques. Le malade sort le 30 et n'a pas été suivi.

OBSERVATION LXIII (résumée).
(Pagès et Ardin-Delteil, loc. cit.)

Femme, vingt et un ans, nourrice, entre à l'hôpital le 12 mai 1903.

Depuis quelques jours, elle se plaint de lassitude. Il y a trois jours, elle fut trouvée étendue à terre, sans connaissance, vomissant, en proie à une agitation incohérente.

Rien à noter dans ses antécédents personnels, notamment au point de vue syphilis.

Sa mère est suspecte de tuberculose. Une sœur morte de phtisie pulmonaire.

13 mai. — Agitation rappelant celle du délire aigu. Vomissement. Constipation. Ventre rétracté. Incontinence d'urine. P. = 118. T. = 37°2.

15 mai. — Même état. On note de plus en plus un peu de paresse pupillaire, une légère exagération du réflexe patellaire, une tendance au Kernig. T. = 37 et 37°5.

16 mai. — Le malade se plaint d'une violente céphalée. Photophobie. Paresse et inégalité pupillaires. Vaso-motricité cutanée très marquée. Respiration un peu irrégulière et rapide. P. = 110. L'agitation fait place à la dépression.

On fait une ponction lombaire. Le liquide sort sous pression. *L'examen révèle de la lymphocytose.*

18 mai. — Injection de sérum.

Les jours suivants, la situation reste sensiblement la même. La température monta jusqu'à 39°5.

21 mai. — Hypothermie, la température descend jusqu'à 36°1 et 36°4. Langue rotie.

22 mai. — Dans la nuit survient une hémiplégie droite totale. Cœur rapide avec des intermittences. On prescrit 5o centigrammes d'iodure de potassium et 10 de spartéine.

23 mai. — Langue un peu meilleure. Dépression moins marquée. Le jour suivant, l'amélioration s'accuse.

28 mai. — L'hémiplégie a disparu. On prescrit 3 grammes d'iodure de potassium.

29 mai. — Nouvelle ponction lombaire. Il existe toujours de l'hypertension, mais *la lymphocytose est plus discrète* Il y a imperméabilité méningée pour l'iodure de potassium.

3o mai. — On recherche *la séro-réaction d'Arloing et Courmont qui est positive.*

2 juin. — Le gâtisme a disparu peu à peu. La malade essaie de se lever, mais sa jambe droite ne peut la supporter.

Amélioration progressive. Petit à petit la malade peut récupérer la motricité de son membre inférieur. Pas de contracture. Les réflexes reparaissent. Au bout de quelques mois elle peut entrer comme infirmière dans un service d'hôpital.

La malade a été revue un an après sa maladie. Fonction complètement revenue : il n'y a plus d'hémiplégie, cependant le côté droit est un peu plus faible que le gauche, la bouche est très légèrement déviée du côté sain, la fente palpébrale est plus ouverte à droite. La guérison se maintient avec cette séquelle imperceptible.

Dans ces trois observations nous avons une triple probabilité en faveur de la nature tuberculeuse du syndrome méningé ; il s'agit de sujets à antécédents bacillaires, la séro-réaction est positive, et enfin, il existe de la lymphocytose du liquide céphalo-rachidien.

Bien certainement ces trois éléments, très discutables quand ils sont isolés, prennent une plus grande valeur du fait de leur réunion ; ils ne constituent cependant pas une preuve, car de simples coïncidences peuvent amener le même groupement. Nous rappellerons à ce propos l'observation de méningite grippale présentée par MM. Roque et Chalier à la Société médicale des Hôpitaux de Lyon : dans ce cas aussi, il s'agissait d'un malade ayant une lésion pulmonaire suspecte : la séro-réaction d'Arloing avait été positive, et l'on avait constaté de la lymphocytose du liquide céphalo-rachidien. On était cependant en présence d'une méningite aiguë, probablement grippale, et l'éclosion d'un bouquet d'herpès labial vint signer le diagnostic.

Il convient donc de faire quelques réserves au sujet des observations que nous venons de rapporter ; l'observation LXII en particulier, laisse subsister un doute en raison de la rapidité d'évolution anormale (trois jours) des symptômes méningés.

2° **Examen bactériologique.** — De tous les procédés de diagnostic mis récemment en honneur, l'examen bactériologique est assurément le plus important. Rénon et Tixier, ont même été jusqu'à dire que lui seul pouvait nous apporter un signe de certitude. La technique bactériologique met à notre disposition trois méthodes :

a) La constatation directe du bacille de Koch ;

b) L'ensemencement et les cultures ;

c) L'inoculation.

a) *Constatation directe du bacille.* — Cette recherche est assez délicate, et elle est souvent négative. Les

statistiques des auteurs sont d'ailleurs assez dissembla-
bles sur ce point. C'est ainsi que, Pfaundler a trouvé
le bacille de Koch dans 90 pour 100 des cas et Fürbringer dans 75 pour 100, alors que Stadelmann ne le
trouve que dans 22 pour 100, que Ritter, Heubner et
Marfan disent ne l'avoir rencontré que rarement. Dans
un travail tout récent, Canby Robinson, dit l'avoir
constaté 17 fois dans 19 cas de méningite tuberculeuse,
soit 89,5 pour 100. Ce dernier auteur employait la
technique suivante : il laissait reposer le liquide, sans
centrifugation, environ vingt-quatre heures, jusqu'à
apparition d'un léger coagulum membraneux. Ce coagulum se forme presque invariablement; il était pris
ensuite sur une aiguille, et étalé sur une lamelle; on
fixait ensuite à la chaleur et colorait les bacilles de
Koch par le carbol-fuchsine et le bleu de méthylène de
Gabitt.

Nous avons trouvé dans la littérature quatre observations de méningites guéries, dont la nature tuberculeuse est démontrée par la présence de bacilles de
Koch dans le liquide céphalo-rachidien.

OBSERVATION LXIV (résumée).
(Henkel, Munch. med. Wochen., 1900, n° 23, p. 799.)

Il s'agit d'un garçon de dix ans, qui présente tous les symptômes d'une méningite cérébro-spinale. Raideur de la nuque et
douleurs dans la colonne vertébrale, dilatation des pupilles,
névrite optique, hyperesthésie des membres inférieurs, température dépassant 40 degrés.

On fait une *ponction lombaire* et l'on retire 40 centimètres
cubes d'un liquide clair, dans lequel, après centrifugation, *on
découvre de nombreux bacilles tuberculeux*, dont l'aspect sem-

ble à tel point caractéristique qu'on néglige de faire une inoculation. Toutefois, on ensemence le dépôt qui contient les bacilles, *mais les cultures restent stériles, parce que, dit l'auteur, les bacilles se trouvaient à l'intérieur des cellules.*

Trois jours après, le malade est pris d'une pneumonie et l'examen des crachats montre, parmi les nombreuses bactéries, des pneumocoques lancéolés, mais pas de bacilles tuberculeux.

Comme, à ce moment, les symptômes de méningite s'accentuent (ptosis, inégalité des pupilles, névrite optique), on fait deux nouvelles ponctions lombaires à blanc, chacune à deux jours d'intervalle.

A partir du dixième jour, la situation semble se modifier et l'on constate une tendance à l'amélioration. Celle-ci s'accentue les jours suivants et l'enfant finit par guérir après une convalescence longue et pénible.

Cette observation, qui a été rapportée régulièrement dans tous les travaux d'ensemble sur la curabilité de la méningite tuberculeuse comme étant un cas très probant, nous semble très critiquable. Tout dans l'histoire clinique semble en contradiction avec le diagnostic de méningite tuberculeuse. Le début brusque, les symptômes très aigus dès le début, la température dépassant 4o degrés, et surtout l'éclosion au troisième jour d'une pneumonie franche ; tout rappelle l'évolution d'une méningite cérébro-spinale aiguë, probablement pneumococcique. Seul l'examen bactériologique est discordant : mais ne persiste-t-il pas un doute sur la différenciation qui a été faite de *ces microbes tous intra-cellulaires* ; étaient-ce bien vraiment des bacilles de Koch ? Il est très regrettable que des inoculations n'aient pas été pratiquées et ne soient pas venues lever les incertitudes qui pèsent malgré tout sur le diagnostic.

OBSERVATION LXV

(Freyhan, *in* thèse Parrenin.)

Richard A..., ouvrier, vingt ans. Le 27 janvier, est admis dans le service du professeur Fürbringer dans un état très grave. Il n'a aucune tare héréditaire. Rien à noter dans ses antécédents personnels.

Il y a trois jours, il est tombé subitement malade en pleine santé; il a eu d'abord des frissons avec une forte fièvre, des fourmillements et des tiraillements dans les jambes et des douleurs excessives au niveau du front et de l'occiput. Cette céphalalgie est extraordinairement vive et dure nuit et jour. Le malade pousse des gémissements. Pas de convulsions.

État actuel. — Jeune homme bien constitué, somnolent, répondant à peine aux questions Il est sans cesse agité, gémit et crie.

T. $= 37°4$. Pouls fréquent et intermittent, variable, 72, puis deux heures plus tard 116, puis 96. Respiration accélérée, 28 par minute.

Les extrémités sont froides et cyanosées.

Rien aux poumons, ni au cœur. Foie et rate normaux.

Abdomen tendu, dur et sensible à la pression.

Urines rares, très colorées. Sans albumine.

Constipation.

Raideur de la nuque et de la colonne. Quelques tressaillements dans les muscles innervés par le facial. Pupilles très dilatées et réagissant faiblement à la lumière. Double névrite optique; les veines sont très dilatées, pas de tubercules choroïdiens.

Raideur prononcée des extrémités et secousses passagères dans divers muscles.

Hyperesthésie généralisée. Réflexes cutanés très vifs. Pas de troubles sphinctériens

Dans les jours suivants. — Les symptômes d'excitation font progressivement place aux symptômes de paralysie. La stupeur augmente, le malade devient comateux. Rétention d'urine. La température qui, au début, se maintenait entre 38 et 39 degrés, commence à descendre irrégulièrement. Plusieurs fois, le malade vomit abondamment.

Il se produit alors éruption d'herpès autour de la commissure labiale et des ailes du nez, ce qui semble confirmer le diagnostic de méningite cérébro-spinale épidémique, qui sévissait précisément dans le voisinage.

6 février. — Ponction lombaire, donnant un liquide légèrement trouble, en jet. L'analyse chimique y décèle 3 grammes d'albumine, pas de glucose. Les préparations faites avec le liquide ne donnent rien. Par contre, on voit dans le sédiment de rares globules de pus très rouges ; des *bacilles tuberculeux en chapelet, dont l'existence fut contrôlée par de nombreuses préparations.* Bien plus, huit jours après, *une seconde ponction donna des résultats bactériologiques identiques.*

Dès la première ponction, il se produisit une rémission ; le mieux persista ; la sensibilité redevenait normale, la fièvre tombait, la raideur de la colonne et la rigidité des extrémités diminuaient ; la céphalalgie cédait peu à peu.

Dès ce moment, la convalescence survint tranquillement, mais lentement. Trois semaines après, le malade était sur le point de se lever ; les membres restèrent encore longtemps raides et leur souplesse ne revint que plusieurs mois après. La névrite optique persista plus longtemps ; le 23 avril 1894, elle existait encore.

Depuis, le malade se porte bien.

Ici encore, il reste un doute. Ce cas, observé en pleine épidémie de méningite cérébro-spinale, en présentant tous les caractères cliniques, s'accompagnant d'une éruption d'herpès labial, est bien éloigné des formes habituelles de la méningite tuberculeuse. L'examen bactériologique direct est le seul qui ait été pratiqué. Suffit-il ? Là aussi, il faut regretter l'absence d'inoculation.

OBSERVATION LXVI

(Gross, *Berlin. klin. Wochen.*, 18 août 1902).

X..., domestique, dix-sept ans. Entré le 18 septembre 1901 : a été pris subitement, il y a deux jours, de très vives douleurs de tête. Après une amélioration passagère le soir du premier jour, les douleurs sont revenues le lendemain matin, excessivement violentes, surtout à la nuque. Plusieurs vomissements verdâtres bilieux, sans ingestion alimentaire préalable. Il s'est alité le second jour. Anorexie et constipation.

Un examen rapide fixe immédiatement le diagnostic de méningite : raideur intense de toute la colonne vertébrale et de la nuque; fièvre oscillant de 39 à 40 degrés; pouls relativement lent, dicrote; ventre en bateau, raie méningitique, photophobie; le malade pousse des gémissements en raison de son effroyable céphalalgie qu'il localise sur le front et sur la nuque.

Les autres organes sont sains. Rien d'anormal dans les urines.

Les pupilles également dilatées réagissent normalement. La papille est un peu hyperémiée. Réflexe patellaire inconstant et très faible; la sensibilité est un peu altérée, mais il n'y a pas de torpeur intellectuelle très prononcée.

L'étiologie de cette méningite restait obscure; en examinant le crâne, on trouva sur le pariétal gauche une croûte cicatricielle, sans inflammation de voisinage; aux questions pressantes, le malade répondit que cinq jours avant le début, il avait reçu sur la tête, en arrière et à gauche, un coup de bouteille de verre, il ne s'était pas évanoui, mais, pendant deux heures, s'était plaint de douleurs et de bourdonnements dans la tête, puis il avait repris son travail.

Il ne s'agissait que d'une blessure cutanée insignifiante, qui ne paraissait pas infectée et reposait sur des os sains. En somme, pas de preuve d'un traumatisme méningé; cependant, le coup pouvait avoir été la cause occasionnelle. L'intégrité des tissus écartait l'hypothèse d'une affection directe. Il restait donc à préciser le diagnostic : méningite séreuse, épidémique ou tuberculeuse.

La soudaineté du début et l'absence d'autres manifestations
tuberculeuses plaidaient pour une méningite épidémique; mais
l'absence d'herpès labial, la marche de la fièvre, les adénites
dont on voyait encore des cicatrices, faisaient penser à une
forme tuberculeuse; pour préciser le diagnostic et pour calmer
les douleurs, on pratiqua *au troisième jour* de la maladie, une
ponction lombaire. Le liquide s'écoule sous une forte pression à
25o à 27o millimètres avec des oscillations parallèles au pouls et
à la respiration, il était trouble et contenait de l'albumine. Après
douze heures de repos, à la température du corps, le liquide
était limpide, mais il y avait un dépôt à la partie inférieure. On
trouva dans le dépôt *des leucocytes polynucléaires et des
bacilles de Koch;* il n'y avait pas d'autres microorganismes.

On fit encore deux ponctions lombaires *le huitième et le
dixième jour* de la maladie, une ponction durale le sixième
jour, à la demande du malade, qui avait été soulagé par la
première « piqûre »; *dans le liquide de ces ponctions, on ne
put déceler de bacilles de Koch ni sur les frottis, ni par cultures, ni par inoculation.* Cette dernière ponction détermina
une chute de la température qui tomba de 39°6 à 36°9. Le
quatorzième jour, il y eut une nouvelle et dernière ascension thermique, 4o degrés. Dès lors, la température oscilla
autour de 37 degrés. Le malade se rétablit rapidement; mais à
la sortie les poumons présentaient des signes indiscutables de
tuberculose du sommet. Cependant, dans l'expectoration visqueuse, il n'y avait pas de bacilles.

Quel a été le rôle du traumatisme dans l'éclosion de
cette méningite? Il n'a joué probablement que celui de
cause occasionnelle, ainsi que le reconnaît l'auteur. Ici
il n'y a pas de raisons cliniques péremptoires pour
repousser le diagnostic de méningite tuberculeuse;
mais comment expliquer que l'on ait constaté des ba-

cilles de Koch par l'examen direct au troisième jour, alors qu'au huitième et au dixième jour, ce même examen direct, l'ensemencement et *surtout l'inoculation*, se sont montrés négatifs? Ceci est bien peu en accord avec ce que nous savons de la virulence habituelle du liquide céphalo-rachidien dans la tuberculose méningée.

OBSERVATION LXVII

(Barth, *Munch. med. Wochen.*, 27 mai 1902.)

Maria S..., deux ans et neuf mois, jusqu'ici bien portante, sans antécédents pathologiques héréditaires, sauf un frère de la mère mort à trente-trois ans d'hémoptysie, vraisemblablemen dans le cours d'une tuberculose pulmonaire, est atteinte le 2 juin 1901 de rougeole (quatre jours de lit); le 11 juin, elle a un accès de fièvre accompagné de vomissements, de diarrhée et de céphalalgie violente. Quelques doses de calomel, l'application de glace sur la tête, des bains, amenèrent en huit jours une amélioration qui n'était qu'apparente.

25 juin. — La fillette avait une forte fièvre (40°5 à 11 heures du matin), elle se plaignait de vives douleurs de tête surtout vers la nuque et cherchait à éviter la lumière et le bruit. Les vomissements ne s'étaient pas reproduits depuis le début de la maladie; la diarrhée s'était arrêtée. Pas de convulsions toniques ou cloniques, légère dilatation des pupilles, somnolence, forte contracture de la nuque, signe de Kernig très net ; en revanche, pas de rétraction en bateau de l'abdomen ; rien du côté du poumon, du cœur et des reins. Pas d'augmentation de volume de la rate. Le nez, la gorge et les oreilles sont sains; rien dans le système lymphatique, rien du côté des os, des articulations et et de la peau. Pas d'albumine dans les urines, pas de sucre, diazoréaction négative. Barth porte le diagnostic de méningite et prescrit de l'iodure de potassium à l'intérieur, de la glace sur la tête et sur la nuque, des bains avec affusions froides sur la

tête et sur la nuque. La fièvre du type inverse n'a pas d'évolution caractéristique. Les douleurs, qui apparaissent dans la nuit et le matin, deviennent plus vives, privent l'enfant de sommeil et réclament d'urgence la prescription d'opium et de bromure de sodium à prendre le soir. La quinine ne produisit pas d'amélioration. Pouls ralenti, respiration de Cheynes Stokes, convulsions toniques dans les bras et les jambes, opisthotonos, torpeur intellectuelle de plus en plus marquée; incontinence d'urine et de matières fécales. *Une ponction lombaire révéla la présence de bacilles de Koch dans les sédiments du liquide céphalo-rachidien*, mais ne produisit pas d'amélioration notable des douleurs et des convulsions.

En dernière ressource, Barth eut recours à la saignée pendant huit jours (huit sangsues aux apophyses mastoïdes). A partir du 15 juillet, la température tombe à 38 degrés et ne remonta plus jamais, les accès de fièvre disparurent. On fit alors à l'enfant des injections d'huile de camphre et on lui donna du lait, du bouillon et un peu de vin, que l'on suspendit quand les forces revinrent. A la place des bains et des affusions froides, on fit des enveloppements humides et chauds, des frictions sur la tête et sur la nuque avec de la vaseline iodoformée; plus tard, dans le dos, des frictions savonneuses et graisseuse de Kapesser Kollmann et enfin des frictions (une vingtaine environ) aux quatre extrémités avec l'onguent colloïdal Crédé que Daxemberger a employé avec succès dans trois cas de méningite; l'iodure de potassium fut continué à l'intérieur.

Cependant, l'enfant n'était pas guérie; elle resta longtemps presque inconsciente, sans voir ni entendre. Les pupilles dilatées réagissaient à peine; les membres inférieurs étaient très faibles; elle ne pouvait rester debout. Les réflexes patellaires se rétablirent; les jambes étaient constamment repliées et relevées; es bras et la tête étaient animés de mouvements de défense ou choréiques permanents, les mains de mouvements de grattage, la tête et le dos de mouvements de frottement. Dans l'hypothèse d'une irritation prurigineuse, l'iodure de potassium fut supprimé et on appliqua plus tard sans succès des lotions d'alcool de menthe; enfin, on lui fit prendre de l'arséniate de potasse et de l'iodothyrine.

La malade n'entre en convalescence qu'à la mi-septembre et peu à peu elle peut entendre, parler, voir enfin beaucoup plus tard; elle recommença bientôt à s'asseoir, à se lever et à marcher. L'incontinence d'urine disparut la dernière. Entre temps, pendant les mois de novembre et de décembre, on lui fit environ vingt injections de strychnine.

A la fin de l'année, la guérison pouvait être regardée comme terminée.

Si nous avons émis des critiques à l'égard des trois précédentes observations, celle-ci par contre nous semble sufisamment probante : la concordance de l'évolution clinique et des résultats de l'examen bactériologique permettent, croyons-nous, d'affirmer ici le diagnostic de méningite tuberculeuse.

b) *Ensemencement et culture.* — Cette méthode, comme la précédente est très délicate et donne des résultats variables. Il faut employer des milieux spéciaux. Bezançon et Griffon ont signalé que le liquide céphalo-rachidien, dans les méningites tuberculeuses, donne toujours des cultures positives sur leur milieu de sang gélosé-glycériné ou de jaune d'œuf gélosé. Sur dix cas, ils ont obtenu dix résultats positifs.

Nous n'avons pas trouvé d'observations de méningite guérie, où ce procédé de diagnostic ait été utilisé exclusivement.

c) *Inoculations.* — Il reste une dernière méthode, celle-ci toujours aisément praticable, c'est celle des inoculations au cobaye. On peut employer pour ces inoculations, soit la voie sous-cutanée, soit la voie intra-péritonéale, soit enfin la voie mammaire (inoculation dans la glande mammaire d'un cobaye en lactation. Nattan-Larier). En raison de la virulence très intense et constante du liquide céphalo-rachidien dans la méningite tuberculeuse, il suffit d'en inoculer de très petites quantités — d'après Widal et Le Sourd de 1 à 5 centimètres cubes.

L'inoculation positive au cobaye a une valeur presque absolue : c'est du moins l'avis de la plupart des auteurs. Widal et Le Sourd en particulier, lui prètent une immense importance : ils ont même émis cet axiome : « *Avant de parler de prétendues guérisons de méningites tuberculeuses, il faudra avoir soin d'éprouver le liquide céphalo-rachidien par l'inoculation au cobaye.* »

Néammoins, on ne saurait oublier que cette méthode elle-même compte des échecs. Marfan, dans trois cas de méningite tuberculeuse manifestes et vérifiées ultérieurement à l'autopsie, a obtenu des résultats négatifs par l'inoculation au cobaye. Il est vrai que ces échecs n'enlèvent rien de leur valeur aux faits positifs bien constatés. Et désormais, il est permis de considérer comme tuberculeuse une méningite dont le liquide aura tuberculisé le cobaye dans les délais habituels (un mois environ).

Dans ces dernières années, un certain nombre d'observations de méningites tuberculeuses guéries ont été publiées, dont le diagnostic a été confirmé par l'inoculation positive au cobaye. Pour nous ces observations ont une valeur absolument décisive.

OBSERVATION LXVIII (résumée).

(Avanzino, *Rif. med.* an. XXI, 26 août 1903)

Enfant de quatorze ans, malade depuis douze jours au moment de l'entrée à l'hôpital. Il se présente avec le tableau clinique habituel de la méningite tuberculeuse. L'examen du fond d'œil révèle une papillite bilatérale prédominante à droite.

On pratiqua une ponction lombaire la quatrième semaine de la maladie. Le liquide sort sans pression, un peu trouble. L'examen cytologique révèle une lymphocytose à peu près pure, avec quelques rares polynucléaires.

Il se produit une amélioration fugace après la ponction lombaire. Deux ou trois jours plus tard, l'état du malade se releva, puis on assista à l'évolution vers la guérison complète.

La santé demeura parfaite pendant les six mois où le malade ne put être encore surveillé.

Les milieux ensemencés avec le liquide céphalo-rachidien restèrent stériles. *Le lapin inoculé ne fut pas tuberculisé. Mais le cobaye sacrifié au cinquantième jour présentait les lésions de la tuberculose expérimentale.*

OBSERVATION LXIX (résumée).

(G. Riebold, *Munch. med. Wochen,* 28 août 1906, p 1709.)

Jeune fille de seize ans, admise dans la clinique de Schwaltz, à Dresde. Elle présentait tous les symptômes d'une méningite tuberculeuse.

Elle fut traitée par la ponction lombaire pratiquée quotidiennement et la quantité de liquide céphalo-rachien s'éleva à 574 centimètres cubes. Dès les premières ponctions, les symptômes de la maladie s'amendèrent et l'état général s'améliora peu à peu. Au commencement de mars 1906, deux mois après le début, la jeune fille pouvait être considérée comme guérie. Elle a été revue en août 1906 et était encore en parfaite santé.

Le diagnostic de méningite tuberculeuse a été confirmé :

1° par la découverte de bacilles tuberculeux très nombreux à l'examen du liquide céphalo-rachidien ; 2° par l'inoculation intra-péritonéale à deux cobayes de ce liquide, qui a détérminé chez ces animaux une tuberculose généralisée typique.

OBSERVATION LXX (Résumée).

E Tedeschi, *Gaz. degli Ospedali*, 1905, an. XXVI, p. 1045.

Jeune fille de quatorze ans, présentant une sclérose du sommet gauche, qui fut prise subitement d'une céphalée qui persista, de vomissements, de vertiges, de diplopie ; on constata la rareté du pouls, l'inégalité pupillaire avec altération du réflexe lumineux, l'œdème de la papille.

Ponction lombaire. Le liquide était sous forte pression et le cytodiagnostic montra une lymphocytose confluente avec très peu de polynucléaires.

Il n'y eut ni fièvre, ni Kernig, à aucun moment.

La nature tuberculeuse de cette méningite fut affirmée, outre le cytodiagnostic, *par l'inoculation positive au cobaye, par le sérodiagnostic tuberculeux positif*, bien que l'injection de tuberculine n'ait provoqué aucune élévation de température.

Or, la malade s'améliora et, au moment où elle quitta l'hôpital, son liquide céphalo-rachidien ne contenait plus que de rares lymphocytes.

A quelque temps de là, on eut de ses nouvelles : elle était en bonne santé et s'occupait des soins de son ménage avec sa mère.

OBSERVATION LXXI

(Claisse et Abrami, Soc. méd. des Hôp. de Paris, 12 mai 1905.)

M..., corroyeur, trente ans. Entre à l'hôpital le 11 mars 1905, Son père et sa mère sont encore vivants, de santé parfaite. Un frère mort, à trente-quatre ans, de méningite, à la suite de brûlures étendues de la face (?).

Robuste, il n'a jamais fait de maladie. En particulier, pas de syphilis, pas d'alcoolisme ; aucun symptôme de tuberculose dans

ses antécédents. Il n'a jamais eu de manifestations nerveuses
d'aucune sorte : il est de caractère calme et d'humeur tranquille..

Vers les premiers jours de mars, sans cause apparente autre
que le surmenage physique, M... se sent affaibli et perd peu à
peu ses forces ; le moindre effort le fatigue ; son appétit diminue,
sa mémoire s'altère ; il souffre de la tête dans les régions frontale et temporale (céphalée peu intense, mais continue) ; il dort
mal enfin et se réveille la nuit mouillé de sueur.

Cet état va s'accentuant pendant une dizaine de jours, durant
lesquels M... n'abandonne cependant pas son travail ; puis la
fatigue et le malaise s'aggravent, un amaigrissement notable
étant survenu, cet homme s'alite.

Un médecin, appelé, diagnostiqua la grippe. Deux jours
après, le malade entrait à l'hôpital.

11 mars. — Le malade répond parfaitement aux questions
qu'on lui pose ; il se plaint de la tête et surtout d'une grande
lassitude. Température, 38 degrés. Langue saburrale, mais humide. Tous les appareils semblent absolument normaux, en particulier les poumons et le système nerveux. Les réactions
pupillaires sont normales. Rien dans les urines. On réserve le
diagnostic. Traitement : régime lacté, pyramidon 5o centigrammes.

12 mars. — Le malade a passé une nuit tranquille et se sent
moins fatigué. Température, 37 degrés. Le soir, 37°4. Il
demande à manger.

13 mars. — Après une nuit tranquille, le malade se met tout
à coup à délirer pendant la visite ; il est très agité ; le regard
brillant, il s'indigne et proteste « contre les mutilations faites
à son cadavre pendant la nuit » et demande à quitter le service.

Quand on l'interroge avec insistance, il recouvre momentanément sa lucidité : il se plaint alors d'une céphalalgie totale assez
intense et de douleurs sourdes dans la nuque. En l'examinant,
on ne trouve que deux symptômes : 1° la rétraction de l'abdo-

men très marquée avec sensibilité à la palpation ; 2° des troubles pupillaires (instabilité pupillaire et réflexe paradoxal).

Aucun autre phénomène. Pas de raideur de la nuque, pas de Kernig, pas de modifications des réflexes et de la sensibilité. Température, 37°2 ; pouls, 90, régulier.

On pratique immédiatement une ponction lombaire.

Dans la journée, l'état reste stationnaire. Le malade demeure assoupi, prostré, le facies anxieux ; il refuse toute nourriture ; quand on l'interroge, les idées délirantes reparaissent, elles affectent toujours la forme persécutoire.

14 mars. — Dans la nuit, le malade a eu du délire d'action très violent ; assailli par des ennemis imaginaires, il s'est levé, s'est battu avec ses voisins, a été casser plusieurs vitres dans la salle. Son agitation est telle qu'on a été obligé de lui mettre la camisole de force. Le matin, température, 37°9 ; pouls, 95. Le malade se plaint de la tête. La nuque est un peu raide. Les troubles pupillaires persistent. Ventre toujours creux et sensible. Raie méningitique très nette. Depuis deux jours, constipation absolue. Pas de douleurs à la pression des globes oculaires ; pas de photophobie, pas de Kernig ; pas de vomissements.

Dans la journée, M.,. est très agité ; en proie à des hallucinations visuelles, il tente de se lever dès qu'on lui retire la camisole. Température, 37°,9.

15 mars. — La nuit a été plus calme ; mais, ce matin, le délire persiste. Légère inégalité pupillaire. La constipation subsiste malgré un lavement purgatif donné la veille. Température, 37°,6. Pouls régulier à 90. Respiration normale. Rien dans les urines.

16 mars. — Température, 37°5. Mêmes idées délirantes. Le malade présente en outre une tendance à l'état cataleptoïde. Le réflexe paradoxal a disparu. Mais les pupilles sont toujours instables et accommodent en outre très lentement.

L'anorexie absolue, la rétraction du ventre, la constipation persistent.

17 mars. — M... a passé une journée et une nuit tranquilles. On a enlevé la camisole. Ce matin, il semble que son état se soit

amélioré : il répond mieux ; son facies est plus vivant ; il ne se plaint plus autant de la tête. Mais les idées délirantes reparaissent par instants. La force musculaire est très diminuée. L'amaigrissement est notable ; la constipation persiste malgré un deuxième lavement purgatif. Température, 37°4. On pratique une deuxième ponction lombaire.

18 mars. — La journée et la nuit ont été calmes. Ce matin, le malade sent mieux ; il s'assied spontanément et change de de positions dans son lit. Cependant les idées délirantes reparaissent, quand on les provoque par des questions appropriées. Les pupilles réagissent très lentement. Le ventre est encore creux. Température, 37°1. Rien dans les urines.

19 mars. — L'amélioration continue. Le malade reprend de plus en plus son apparence normale ; il demande à s'alimenter. Tout délire a disparu. Pupilles normales. Une selle dans la nuit. Langue humide et moins sale. Température, 37 degrés. Pouls, 80, Plus de raie méningitique.

Les jours suivants, l'amélioration se maintient et fait des progrès rapide.

30 mars. — Dix-neuf jours après son entrée, M... se lève. Il ne présente plus aucun phénomène morbide.

4 avril. — Troisième ponction lombaire.

14 avril. — Il quitte le service en bonne santé.

11 mai. — M... revient nous voir en parfaite santé.

Résultats des ponctions. — *Première :* Lymphocytose très abondante. Pas de microbes par l'examen direct. — *Deuxième :* Lymphocytose moins abondante. Pas de bacilles de Koch à l'examen direct. (Inoculation). — *Troisième :* Deux lymphocytes par champ.

Inoculation. — Faite le 17 mars avec le liquide de la deuxième ponction, à deux cobayes, le premier avec 2 centimètres cubes, le second avec 1 centimètre cube. Le premier devient tuberculeux dans la forme et délais habituels. Le second, quelques jours plus tard

OBSERVATION LXXII

(Vaquez et Digne, Soc. méd. des Hôp. de Paris, 19 mai, 1905.)

Homme de vingt-cinq ans, ébéniste, entre à l'hôpital le 5 janvier 1905. Rien à noter dans ses antécédents héréditaires ou personnels. Depuis le 15 décembre, il se plaint de céphalée, de courbature, puis s'est mis à vomir, à présenter de l'insomnie et de l'agitation. Pas de constipation.

A l'entrée, attitude en chien de fusil, céphalée intense, raideur de la nuque, Kernig. Réflexes rotuliens abolis. Diplopie. Pas de constipation.

Rien à l'examen pulmonaire. Au cœur, rythme couplé. Rien dans les urines. T. = 40°,2.

Ponction lombaire. On retire un liquide trouble, fibrineux, très albumineux. Leucocytose abondante : polynucléaires, 53 pour 100 ; lymphocytes, 47 pour 100. Une seconde ponction, le 9 janvier, révèle même formule leucocytaire.

13 janvier. — État stationnaire. De plus, strabisme convergent. La température oscille autour de 39 degrés. Les urines contiennent 2 grammes d'albumine par litre.

16 janvier. — Il n'y a plus que 1 gramme d'albumine par litre, la température est de 38°2.

Ponction lombaire de 30 centimètres cubes. Liquide trouble, fibrineux et très albumineux. Polynucléaires 51 pour 100 ; lymphocytes 49 pour 100. A l'examen direct, pas de bacilles de Koch. *Inoculation intra-péritonéale de 2 centimètres cubes à un cobaye. Celui-ci présente, cinq semaines après, des lésions tuberculeuses typiques* (ganglions mésentériques, péri-stomacaux, rétro-sternaux, dont certains sont caséeux ; tubercules de la rate et du foie). A l'examen des frottis et des coupes des ganglions et des tubercules de la rate, on voit de nombreux bacilles de Koch.

17 janvier. — État général meilleur. T. = 37 degrés. Les symptômes s'améliorent, mais un léger degré de torpeur, la

céphalée et le signe de Kernig persistent. Les urines ne contiennent plus d'albumine et augmentent de quantité.

25 janvier. — Le malade calme et lucide, peut reposer la nuit. L'appétit reparaît. La raideur de la nuque a disparu. Le pouls est régulier à 90. Température normale. La diurèse continue à 2 litres. La céphalée et le signe de Kernig persistent.

31 janvier. — La céphalée est très atténuée. Des troubles sphinctériens apparaissent, incontinence des urines et des matières.

8 février. — Il n'y a plus de troubles sphinctériens. Le Kernig et le strabisme persistent.

15 février. — La céphalée reparaît intense, empêchant tout sommeil. Température et pouls normaux.

22 février. — Céphalée toujours intense, Kernig moins accusé. Strabisme diminué, surtout gauche. Les réflexes rotuliens sont très faibles et inégaux (le gauche presque aboli).

28 février. — Céphalée et Kernig très atténués. Il y a encore du strabisme.

4 mars. — Céphalée diminue. Le Kernig a disparu. Les réflexes rotuliens sont moins marqués, surtout à droite. Le strabisme persiste. Ponction lombaire de 30 centimètres cubes. Le liquide est clair, s'écoule en gouttes rapides, en jet par instants. Pas de coagulum fibrineux. La lymphocytose est pure et moyennement abondante. 15 à 20 lymphocytes par champ (immersion 1/15 Verick). A l'examen direct, pas de bacilles de Koch. *Inoculation péritonéale de 2 à 3 centimètres cubes de ce liquide à deux cobayes. Sacrifiés le 27 avril, ils sont absolument sains.*

5 avril. — Il n'y a plus de céphalée, mais bourdonnements d'oreilles continus. Aucune lésion auriculaire.

17 avril. — Réflexes rotuliens un peu exagérés, surtout à droite. Le malade a repris des forces et de l'embonpoint. Il quitte l'hôpital ayant encore du strabisme et des bourdonnements.

30 avril. — Revu, il est bien portant ; à peine ressent-il de temps à autre un peu de céphalée. Il a encore des bourdonnements d'oreille, surtout à gauche. Un léger degré de strabisme

persiste. Les réflexes rotuliens sont normaux et de force égale.
Pas de Kernig. Il y a de l'hyperesthésie cutanée. Pouls régulier
à 64.

Ponction lombaire de 15 centimètres cubes. Le liquide sort
clair comme de l'eau de roche, en gouttes rapides. Très peu
albumineux. Pas de coagulum fibrineux. Il existe une lymphocytose des plus discrètes (3 à 4 par champ). Pas de bacilles de
Koch. On inocule deux cobayes (injection intra-péritonéale de
3 centimètres cubes de liquide).

14 mai. — Revu il est en parfaite santé, le strabisme a
disparu complètement. La céphalée a cessé. Il existe encore
quelques bourdonnements d'oreille moins intenses. Le malade a
repris son travail d'ébéniste depuis le commencement du mois.
Il peut se livrer à son pénible labeur quotidien, comme par le
passé, sans ressentir une trop grande fatigue.

OBSERVATION LXXIII (résumée)

(Jemma, *Pediatria*, novembre 1907.)

Il s'agit d'un petit garçon actuellement âgé de sept ans et
demi, dont la mère est atteinte de tuberculose pulmonaire et
dont une sœur est morte, à l'âge de deux ans, de méningite
tuberculeuse. Dans les premiers jours du mois de janvier 1904, il
commença à se plaindre de maux de tête, éprouva quelques
nausées et devint irascible, en même temps que l'on voyait se
déclarer de l'insomnie et des poussées fébriles. Bientôt la fièvre
s'accentua, s'accompagnant d'amaigrissement considérable, de
constipation et de contraction des muscles de la nuque, avec
exagération des réflexes tendineux, signe de Kernig, hyperesthésie générale et rétraction de l'abdomen. En présence de ces
phénomènes et des antécédents héréditaires du petit malade, le
diagnostic de méningite semblait s'imposer.

Deux ponctions lombaires, pratiquées à trois jours d'intervalle,
montrèrent *une lymphocytose rachidienne abondante*. Le
liquide céphalo-rachidien ne renfermait pas, il est vrai, de
bacilles de Koch, *mais sur trois cobayes auxquels il fut inoculé,*

deux présentèrent au bout d'un mois environ une tuberculose généralisée.

Quatre jours après la seconde ponction, on constate une légère amélioration : la céphalée et la fièvre avient diminué, le pouls était devenu plus régulier, l'opisthotonos moins accentué, et l'enfant répondait aux questions qu'on lui adressait. L'amélioration alla ensuite en s'accentuant. La convalescence fut toutefois très longue, et c'est seulement vers la fin du mois d'avril de la même année que le patient put être considéré comme complètement guéri.

Depuis lors, il s'est toujours bien porté et son développement tant physique que psychique est tout à fait normal. La guérison remonte actuellement à quatre ans environ.

MÉNINGITES TUBERCULEUSES GUÉRIES ET AUTOPSIES

Dans tous les cas que nous avons envisagés jusqu'ici, la preuve de la nature tuberculeuse du processus méningé était établie soit sur des considérations d'ordre purement clinique, soit sur l'existence de tubercules choroïdiens, soit enfin sur les résultats positifs de recherches expérimentales ; nous avons essayé de montrer qu'un grand nombre d'entre eux avaient une valeur indiscutable : ceux qu'il nous reste à étudier maintenant sont encore plus décisifs, car ils ont été suivis de la vérification anatomique. Et même, c'est cette constatation de lésions méningées cicatricielles, témoins de l'ancienne méningite éteinte, que certains auteurs, particulièrement prévenus, veulent admettre comme seule preuve valable. C'est seulement dans les cas où l'autopsie ultérieure du sujet aurait montré la lésion caractéristique, que pour ceux-ci, on pourrait parler légitimement de méningite tuberculeuse guérie ; nous verrons plus loin que cette exigence est peut-être bien excessive.

Les observations de méningite guérie, basées sur la vérification anatomique ultérieure, sont très rares. Deux d'entre elles sont classiques et sont rappelées dans tous les traités : ce sont celles de Rilliet et de Cadet de Gassicourt.

Dans l'observation de Rilliet (1853), il s'agit d'un enfant qui présentait des signes évidents de méningite tuberculeuse rachidienne et cérébrale, suivis contre toute attente de guérison. Quatre mois plus tard, cet enfant fit une chute sur la tête et présenta des phénomènes cérébraux graves, probablement consécutifs à une fracture du crâne et suivis de guérison. Après cinq ans et demi de santé parfaite, il présenta de nouveau des symptômes méningés et cette fois mourut. A l'autopsie, Rilliet trouva des lésions anciennes et récentes : en effet, outre des granulations jaunes, récentes, très nombreuses, disséminées et surtout abondantes à la partie moyenne et externe de l'hémisphère gauche, il existait une autre lésion de date évidemment plus ancienne et qui était celle-ci ; à la partie moyenne de l'hémisphère, on apercevait une masse jaunâtre occupant l'intervalle de deux circonvolutions, composée d'une matière dure, cassante. A l'examen microscopique, elle présentait tous les caractères des lésions tuberculeuses, avec épaississement très marqué du tissu conjonctif péri-vasculaire. Enfin, près de la scissure interlobaire, sur l'hémisphère droit et sur une étendue de trois centimètres, les membranes cérébrales avaient une teinte blanc nacré : la pie-mère adhérait à l'arachnoïde, ces deux membranes étaient très épaissies, résistantes, mais ne renfermaient aucun dépôt jaunâtre, aucune apparence de granulation.

Cadet de Gassicourt a observé chez un enfant de quatre ans une méningite tuberculeuse à poussées successives, avec rémissions de plus en plus longues. Au cours de la dernière, qu'on put considérer comme une guérison, l'enfant mourut de la diphtérie. A l'autopsie, on trouva un tuberculome à la partie interne du cervelet : tout autour, les méninges étaient épaisses et adhérentes ; en outre, il y avait des granulations tuberculeuses autour des vaisseaux

De ces deux observations classiques, on peut rapprocher celles de Politzer et de Letulle. Politzer, chez un enfant qui, trois ans après la guérison d'une première atteinte, mourut d'une récidive de méningite tuberculeuse, constate, en outre des lésions récentes de la dernière poussée, un exsudat basilaire condensé et calleux, trace de la première manifestation guérie.

Letulle (1877), rapporte le cas d'un tuberculeux pulmonaire, atteint de mal de Pott, chez lequel l'autopsie révéla une plaque de méningite tuberculeuse fibreuse, remontant à une époque indéterminée : le malade conservait depuis longtemps une paralysie brachiale.

Ces quatre observations ont un point commun : dans toutes, en effet, il s'agit de lésions très localisées, soit de tuberculomes avec réactions méningées de voisinage (méningite pérituberculeuse), soit de méningite en plaque. Or, on sait que ces deux formes, au point de vue du pronostic et de l'évolution, sont absolument distinctes de la méningite tuberculeuse commune : il s'agit là de formes torpides, lentes, pouvant présenter des poussées successives, entrecoupées de rémissions souvent très longues. Leur symptomatologie est essentiellement polymorphe, et si quelquefois celle-ci rappelle de très près le tableau clinique de la méningite classique, souvent aussi elle s'en éloigne beaucoup. Quoi qu'il en soit, il s'agit là de faits d'un ordre spécial et d'une signification tout autre : ce sont essentiellement des manifestations locales de la tuberculose ; et tous les auteurs reconnaissent la possibilité de la guérison dans ces cas. « Le tubercule cérébral peut rester latent, peut s'enkyster, peut guérir : la granulie méningée ne guérit pas » (Comby). Rilliet et Barthez s'expriment ainsi : «..... Ce n'est donc pas, suivant toute apparence, la méningite tuberculeuse ordinaire qui guérit, c'est-à-dire la méningite tuberculeuse généralisée, mais une méningite limitée autour d'une masse tuberculeuse persistante. » C'est également l'opinion qu'exprimait M. le professeur Weill au cours de la discussion de la Société médicale des Hôpitaux de Lyon.

Et nous touchons là à l'objection principale. Pour tous les cas purement cliniques, appuyés ou non sur la confirmation des recherches de laboratoire, on peut dire en effet qu'il s'agit de méningites en plaques ou de tuberculomes avec méningite pérituberculeuse ; et il faut bien reconnaître qu'il est fort difficile d'apporter un argument satisfaisant en faveur de la thèse contraire et que toutes les méthodes d'investigation qui ont été mises en œuvre pour établir avec certitude le diagnostic de tuberculose méningée, sont impuissants à trancher la question ainsi posée. Et l'on devrait la laisser en suspens s'il n'était démontré, d'autre part, que la méningite diffuse, elle aussi, peut guérir. Il exile en effet des autopsies, où il a été permis de constater des lésions tuberculeuses méningées plus ou moins étendues et cependant cicatrisées et éteintes. Nous avons trouvé deux observations probantes à ce point de vue, l'une déjà ancienne, que Barth rapportait à la Société anatomique en 1879, l'autre, plus récente, due à Jansen (de Maestricht) et publiée en 1896.

OBSERVATION LXXIV

(Barth, *Bulletin de la Société anatomique*, 1879.)

Il s'agit d'un nommé B... Gustave, âgé de trente-cinq ans, dessinateur, entré le 15 février 1879 à l'hôpital Cochin (service de M. Bucquoy).

D'après ses dires : fièvre typhoïde à sept ans, toujours bonne santé depuis. il y a dix jours, malaise, frissons, vomissements, un peu de diarrhée, puis fièvre intense, céphalalgie, vertiges.

Actuellement, dyspnée extrême. Pas de toux, ni d'expectoration. T. = 39°2.

Les jours suivants, la dyspnée augmente, râles sous-crépitants en bouffées aux bases, cyanose.

Mort le 18 février.

L'autopsie démontre : une tuberculose aiguë à forme asphyxique, poumons criblés de granulations, granulie du pharynx, néphrite caséeuse latente du rein gauche ; méningite ancienne, granulations fibreuses dans la pie-mère encéphalique.

Méninges offrant une altération remarquable, pie-mère épaissie et comme fibreuse, ayant perdu sa transparence normale ; elle a pris une teinte opaque et argentée, qui rappelle celle de la dure-mère ; dans ses mailles, le long des vaisseaux, on distingue nettement de nombreuses granulations arrondies, offrant tous les caractères des granulations tuberculeuses passées à l'état fibreux ; l'encéphale est exempt de ces altérations.

OBSERVATION LXXV

(Jansen, *Deutsch. med. Wochen.*, 12 mars 1896.)

Caporal d'infanterie âgé de dix-neuf ans, envoyé à l'hôpital pour un violent mal de tête, courbature et douleurs dans les membres. Il a eu seulement les maladies habituelles de l'enfance, . n'a jamais eu la syphilis. Rien à signaler, en particulier, au point de vue tuberculose, dans ses antécédents héréditaires.

Jeune homme vigoureux, au visage bien coloré et aux yeux brillants. Il se plaint continuellement de maux de tête.

Cette douleur est surtout localisée au front.

Pas de strabisme, pas de changements pupillaires.

Fréquents vomissements. Constipation. Urines normales. Pouls fréquent, 92. Dicrotisme. Respiration superficielle et irrégulière. Ventre légèrement météorisé, plus ou moins sensible à la pression, pas de roséole.

Cœur, poumons, foie, rate normaux.

T. $= 37°8$ le matin, $38°3$ le soir.

Pas de signes de syphilis ancienne ou récente.

Le cours de la maladie démontre bientôt qu'il s'agissait d'un cas de méningite.

La fréquence du pouls diminua peu à peu et on nota même 42 pulsations. La température resta basse et ne monta pas au-dessus de $38°3$. La douleur cérébrale persista, extraordinairement forte. Les vomissements s'arrêtèrent après quelques jours.

11 mai. — Strabisme convergent, mais très variable en intensité, parfois si faible qu'on aurait pu facilement le négliger, à un examen superficiel. Les pupilles sont dilatées au maximum, elles se contractent cependant à la lumière. Une légère conjonctivite muco-purulente se forme.

12 mai. — Raideur de la nuque et léger opistothonos, taches cérébrales typiques. Peau très hyperesthésiée.

13 mai. Contracture du genou gauche ; les bras sont raides, il y a incontinence d'urines et des matières, les lèvres, la langue et les dents sont sèches et fuligineuses. L'intelligence est fortement ébranlée ; le malade tombe enfin dans le coma, dont il sort de temps à autre pour pousser des cris de douleurs que lui arrache la céphalée.

Depuis le 18 mai. — Il y a de l'amélioration, le mieux a débuté par la diminution du mal de tête et le retour à la connaissance. Peu à peu les autres symptômes de la maladie disparaissent et le malade peut sortir de l'hôpital le 15 juin complètement guéri.

Mais, après un certain temps, on reconnut que la santé du caporal était fortement ébranlée. A plusieurs reprises, il ne put faire son service et il fut pris à chaque changement de température de laryngite et de bronchite. Les choses allèrent ainsi jusqu'en avril 1895. A cette date, il fut pris de fièvre et envoyé à l'hôpital où l'on constata la destruction du tissu pulmonaire dans la fosse sus-épineuse gauche. Les crachats étaient particulièrement riches en bacilles. La tuberculose pulmonaire se développa rapidement et le 18 août, il mourut.

A l'autopsie, on constata au cerveau les lésions suivantes : des deux côtés de la scissure longitudinale, il existait une masse nettement colorée en jaune, de forme oblongue, plus large en arrière qu'en avant, et qui s'enfonçait dans une certaine étendue entre les hémisphères. Elle mesurait 4 centimètres dans sa plus grande longueur et 2 centimètres dans sa plus grande largeur.

La pie-mère de la convexité présentait en plusieurs endroits un aspect lactescent ; disséminées dans ces parties lactescentes, il y avait une foule de petites granulations grises, dont la grosseur variait d'un grain de sable à une tête d'épingle. Ces granulations s'étendaient aussi entre les circonvolutions cérébrales, en suivant le cours des vaisseaux sanguins, dont elles occupaient la tunique externe.

Après ablation du cerveau, on constate sur les parois craniennes des endroits portant aussi les petites granulations grises et lactescentes à la base du cerveau sur le chiasma des nerfs optiques et jusqu'à la scissure de Sylvius.

Partout où se trouvent ces plaques lactescentes, aussi bien à la convexité qu'à la base, la pie-mère et l'arachnoïde sont soudées avec les couches superficielles de la substance cérébrale.

Dans ces deux observations, la présence de granulations grises fibreuses est la signature de la lésion : on est bien en présence ici de tuberculose méningée diffuse ayant guéri par le processus habituel de guérison des lésions bacilliaires. Et si, dans le cas de Jansen, il y avait un noyau volumineux dans le sillon interhémisphérique, ayant l'aspect d'un tuberculome, on ne peut cependant pas parler dans ce cas de méningite péri-tuberculeuse, de méningite localisée ; car la pie-mère de la convexité présentait en plusieurs points très distants des opalescences, et l'on trouvait de nombreuses granulations disséminées le long des vaisseaux ; on en trouvait même jusqu'à la base, au niveau du chiasma. Il y eut donc bien dans ces deux cas méningite diffuse suivie de guérison ; mais, tandis que, dans le cas de Barth, l'épisode clinique correspondant à la lésion, a été très effacé et fruste, peut-être même inaperçu, dans celui de Jansen, la tuberculose des méninges s'est manifestée par une symptomatologie caractéristique.

Sans doute, ces autopsies de méningite tuberculeuse guérie sont extrêmement rares, surtout si l'on fait abstraction des cas de méningite localisée. Il est vrai que toutes n'ont pas été publiées : c'est ainsi que M. Pierret, disait à la Société médicale des Hôpitaux de Lyon, se souvenir d'avoir trouvé plusieurs fois au cours de nécropsies des granulations tuberculeuses guéries, fibreuses au niveau des méninges. Il convient aussi de remarquer que chez tous les sujets, qui ont présenté à un moment de leur existence un syndrome méningé suspect et dont l'autopsie est faite à une époque plus ou moins éloignée de cet épisode, on ne fait pas de vérification anatomique complète, dans l'ignorance où l'on est des antécédents précis du malade. Ouvre-t-on la boîte cranienne dans toutes les autopsies de tuberculeux ?

Et même en serait-il ainsi, faudrait-il s'étonner de cette rareté. Les lésions granuliques ne peuvent-elles pas dans quelques cas disparaître complètement, sans laisser aucune trace. Ne peut-il pas se passer pour les méninges ce que l'on voit se passer tous les jours dans les cas de péritonite tuberculeuse ? On peut bien ne plus trouver, comme cela a lieu pour les anciennes lésions tuberculeuses des séreuses, que des plaques nacrées plus ou moins scléreuses. Dans beaucoup de méningites tuberculeuses, on voit des exsudats abondants à la base, alors qu'il n'y a que des granulations très discrètes le long des vaisseaux ; il est certain que tout cela guérissant peu laisser très peu de chose (R. Tripier).

A l'appui de cette manière de voir vient l'observation de MM. Mollard et André qui, chez un malade ayant présenté une méningite tuberculeuse prolongée à début manifestement médullaire, ne constataient à l'autopsie aucune lésion des méninges rachidiennes et seulement des lésions de méningite tuberculeuse cérébrale. Dans ce cas la durée totale de l'affection atteignit près de deux ans.

Bien mieux, il peut arriver qu'une méningite tuberculeuse, ayant évolué avec tous les caractères de la méningite classique et terminée par la mort dans les délais habituels, ne se traduise à l'autopsie par aucune lésion macroscopique. Ces cas ne sont même pas très rares. Tout récemment encore Siredey et Tinel ont pu suivre chez un malade l'évolution d'une méningite tuberculeuse très banale cliniquement. A l'autopsie ils ne constatèrent aucune lésion tuberculeuse des méninges en aucun point. Mais sur les coupes qu'ils pratiquèrent, ils purent voir au microscope que les gaines lymphatiques périvasculaires étaient bourrées de bacilles de Koch, sans qu'il y eût la moindre réaction nodulaire. — Que l'on suppose la guérison d'un cas semblable : que trouvera-t-on à l'autopsie, si celle-ci a lieu plusieurs années après ?

En somme, les autopsies qui, lorsqu'elles sont positives, constituent la preuve la plus solide en faveur de l'existence de cas de méningites tuberculeuses guéries, ne doivent pas, quand elles donnent un résultat négatif plusieurs années après la guérison, être un argument suffisant pour annuler un diagnostic de méningite tuberculeuse, quand celui-ci était bien établi.

GUÉRISON ET RÉMISSIONS

Nous venons de reproduire ici plusieurs observations, où le diagnostic de méningite tuberculeuse est indiscutable et où le processus méningé s'est cependant terminé par la guérison. Mais qu'est cette guérison ? Actuellement on tend de plus en plus à substi-

tuer à ce mot de guérison celui de rémission.
Récemment Carrière et Lhôte, reprenant l'étude des cas
de méningite tuberculeuse guérie, ont montré que le
plus souvent il ne s'était agi que de guérison temporaire. Mermann, Tedeschi, pensent aussi que la guérison n'est jamais qu'apparente, que l'amélioration est
plus ou moins éphémère et que les rechutes sont la
règle. C'est également l'impression qui se dégage des
discussions qui ont eu lieu à la Société médicale des
Hôpitaux de Lyon en 1902 et de Paris en 1905.

Les observations récentes que nous avons rassem-
blées, ne peuvent assurément entrer en ligne de
compte : elles ont été suivies trop peu de temps (sauf
celle de Jemma) après la guérison pour contribuer à
la solution de la question qui se pose.

Les cas où il y eut une récidive sont assez nombreux.
Mais l'intervalle qui sépara la première atteinte et la
seconde eut une durée extrêmement variable, et il y a
peut-être quelque exagération à qualifier toujours cet
intervalle du nom de rémission.

A. Don, rapporte l'observation d'un petit garçon de
huit ans, qui présenta des signes de méningite tuberculeuse avec hémiparésie droite : il le traita par des
injections de tuberculine ; une amélioration se produisit, qui fit croire à la guérison : le bien-être dura un
mois, puis la méningite récidiva et le malade succomba
malgré la reprise du traitement.

Dans leur travail, Carrière et Lhôte, mentionnent
trois cas personnels ayant trait à des enfants de quatre
à sept ans (méningites tuberculeuses ayant présenté
le tableau clinique habituel et dont le diagnostic fut

contrôlé par les procédés du laboratoire, en particulier par l'inoculation positive au cobaye), où la durée des rémissions observées varie de cinq à neuf mois. Mais il faut remarquer qu'ici les petits malades furent attentivement suivis pendant leur pseudo-guérison, et au cours de cette dernière on put constater la persistance de quelques signes très légers : ce fut un certain degré de lymphocytose, ce fut de la tachycardie avec quelques irrégularités des pouls, ce fut de la constipation plus ou moins tenace. De semblables constatations ont une très grande importance, car, à notre avis, la persistance de ces signes est bien la caractéristique de la rémission proprement dite, qui ne correspond qu'à une simple atténuation.

Sicard a observé une rémission de trois mois chez un homme de trente-trois ans, pendant laquelle il y eut de la céphalée intermittente. Puis il y eut une nouvelle poussée suivie d'une seconde amélioration d'une durée de deux mois. Le malade succomba enfin à une troisième atteinte.

Malheureusement la plupart des auteurs ayant publié des cas de récidive ne donnent aucuns renseignements détaillés sur les symptômes qu'a pu présenter le malade au cours de la période qui sépara les poussées successives.

Achard cite un cas de rémission de cinq mois chez un homme de quarante-six ans. Dans le cas suivant de Mermann, la guérison apparente dura quatre mois.

OBSERVATION LXXVI
(Mormann, *Beiträge zur klin. Chir.*, 1903).

Enfant de six ans qui, après une chute sur la tête, fut pris brusquement de vomissements avec céphalalgie. Puis fièvre raideur de la nuque, ventre en bateau, cri hydrencépha que, etc.

Au cours du cinquième septénaire, la malade contracta la rougeole et cette affection coïncida avec une atténuation progressive de toutes les manifestations méningitiques, et deux mois après le début, la guérison fut complète.

Au bout de quatre mois, éclosion des mêmes symptômes morbides, avec infiltration des deux poumons. L'enfant succomba au dixième jour de la maladie.

Autopsie. — Tuberculose pulmonaire et tubercules méningés de la base. L'examen microscopique révèle les lésions caractéristiques de la méningite tuberculeuse.

Nous pouvons rappeler aussi une des observations de Tripier. Il s'agit ici d'une enfant âgée de deux ans, dont la mère mourut ultérieurement de tuberculose pulmonaire, qui présenta quelques signes méningés : cris continuels, photophobie, fièvre légère et irrégulière et persistant depuis plusieurs jours ; tous les symptômes cédèrent en deux ou trois jours à la suite de l'application de vésicatoires sur le cuir chevelu. Or, un an et demi après, les mêmes symptômes se reproduisent, puis apparaissent des convulsions, du strabisme et cette fois — il est vrai que le traitement par les bandelettes vésicantes fut appliqué trop tard — la scène se termine par la mort.

Très intéressante est l'observation suivante de Rocaz-Cruchet. Elle fut présentée au Congrès de Nantes (1901)

comme un cas de guérison de méningite tuberculeuse.
Deux ans plus tard, Cruchet eut l'occasion de revoir le
même malade et d'assister à la récidive mortelle.

OBSERVATION LXXVII

Rocaz, (Congrès de gynécologie, obstétrique et pédiatrie, Nantes,
septembre, 1901). — Cruchet, (*Revue de neurologie*, 1902.
p. 1077.)

Enfant de huit ans, hérédité tuberculeuse, se présentant
avec tous les signes d'une méningite tuberculeuse : vomissements à type cérébral, constipation, parésie des pupilles, irrégularités du pouls, céphalalgie, somnolence, ventre en bateau,
hyperesthésie, amaigrissement rapide. Un sommet douteux.
Adénopathie trachéo-bronchique. Séro-diagnostic tuberculeux
positif. Ponction lombaire : lymphocytose.

L'état s'améliore peu à peu. Au bout d'un mois tous les
symptômes méningitiques ont disparu. A ce moment, deuxième
ponction lombaire : on ne trouve plus de lymphocytose. La
guérison semble complète et se maintient.

Vingt-deux mois plus tard, l'enfant est ramené à l'hôpital :
le trépied méningitique est au complet. Pas de raideur à la
nuque, pas de parésie faciale, pas de troubles de la sensibilité.
Paresse pupillaire. Glossoplégie droite avec un peu d'atrophie.
Etat général passable. Pas d'amaigrissement. Intelligence con-
servée, mais lente. Pouls petit imperceptible, mais température
en moyenne sensiblement normale.

Poussée pleuro-congestive du poumon gauche avec zona.

Ponction lombaire : lymphocytose.

Au bout de huit jours, tout s'atténue. Quinze jours après, il
semble hors de danger. Après un mois, on commence à le laisser
se lever et à le remettre progressivement au régime ordinaire.
Au bout de deux mois, guérison apparente ; seule persista déviation de la langue.

Quelques jours plus tard, nouveaux symptômes méningés. Le

lendemain et le surlendemain ceux-ci semblent s'améliorer, lorsque survient mort subite par asphyxie d'origine bulbaire.

A l'autopsie. — Les méninges de la convexité ne présentent qu'un peu de congestion sans épaississement, ni tubercules. A la base, véritables semis de grains de mil siégeant principalement à la périphérie du bulbe et qui remonte en diminuant progressivement sur la face antérieure de la protubérance: Ces granulations sont accumulées en groupes serrés le long des vertébrales, du tronc basilaire et des cérébrales postérieures et le long des troncs nerveux péribulbaires.

Artères très épaissies; au niveau de la bifurcation du tronc basilaire, la lumière est presque complètement oblitérée. Les carotides sont normales.

Cette observation est intéressante à plusieurs points de vue : c'est d'abord l'existence d'une guérison apparente de deux ans (avec constatation de la disparition de la lymphocytose) et d'une seconde rémission de deux mois. C'est ensuite la découverte à l'autopsie d'une méningite péri-bulbo-protubérantielle localisée ayant amené un rétrécissement très prononcé du tronc basilaire, atrésie à laquelle il convient d'attribuer la production de la mort subite par symptômes bulbaires.

De ces divers cas dont la guérison a été suivie de récidive mortelle après un laps de temps plus ou moins long, on a rapproché plusieurs des observations que nous avons déjà rapportées plus haut : celle de Moutard-Martin où la guérison dura trois ans, celle de Politzer où elle atteignit la même durée et aussi le cas de Rilliet ; dans ce dernier il y eut cinq ans et demi de santé parfaite entre les deux poussées méningitiques.

N'est-ce pas donner une extension un peu exagérée au sens du mot rémission ? Et doit-on ranger dans le

même cadre des observations où la rémission n'est que
de quelques semaines ou de quelques mois, et encore
marquée par la persistance de certaines manifestations
pathologiques (céphalée, constipation, irrégularité du
pouls, — cas de Carrière et Lhôte, de Sicard) et celles où
cette « rémission » dure des années, pendant lesquelles
tout symptôme morbide a disparu, — disparition de la
lymphocytose (Claisse, Rocaz), disparition de tubercules choroïdiens (Thomalla). Nous pensons qu'il
convient de réserver le mot de rémission avec son sens
vrai aux premières seulement, qui ne constituent en
réalité que des formes prolongées et à poussées successives de la méningite tuberculeuse. Pour les secondes
il s'agit bien de guérison et non plus de simple
rémission : que le fait de l'existence d'une méningite
tuberculeuse antérieure soit une menace perpétuelle
pour l'avenir du malade, qu'à un moment donné
puissent éclater de nouveaux accidents rapidement
graves et mortels, c'est évident : mais c'est là un
caractère commun à toutes les manifestations tuberculeuses, qu'elles soient viscérales, articulaires, gan-
glionnaires ou autres et ne parle-t-on pas cependant
pour ces dernières de guérison. Sans doute de tels
malades demeurent des tuberculeux, prédisposés à
faire une nouvelle localisation méningée, mais la
première manifestation elle-même est bien guérie,
ainsi que l'ont montré les autopsies qui permettent de
constater d'une part les lésions cicatricielles et fibreuses
de l'ancien processus méningé (généralement localisé)
et d'autre part une seconde poussée granuleuse récente
et généralisée. D'ailleurs les autopsies nous ont appris

aussi que les sujets guéris d'une ancienne méningite tuberculeuse ne meurent pas toujours d'une nouvelle détermination méningée bacillaire : tel le malade de Barth, qui, de longues années après la guérison d'une méningite tuberculeuse méconnue, meurt de granulie et chez lequel on découvre une lésion caséeuse du rein ; tel encore le malade de Jansen, qui mourut de tuberculose pulmonaire.

En résumé nous pensons qu'il y a lieu de distinguer deux ordres de faits :

1° Des rémissions plus ou moins longues et incomplètes, répondant à des formes prolongées et à poussées successives de la méningite tuberculeuse.

2° Des cas dans lesquels on peut admettre la guérison à condition de faire toutes réserves qu'il convient quand il s'agit d'un processus tuberculeux quelconque.

TRAITEMENT

Dans la grande majorité des cas de méningites tuberculeuses guéries que nous avons rapportés ici, il s'agit de guérison que l'on ne saurait imputer à la thérapeutique employée, qui fut uniquement symptomatique. Nous ne connaissons pas de moyens curateurs de la terrible maladie.

On sait qu'à la période prodromique, mais seulement pendant celle-ci, l'application des bandelette vésicantes sur le cuir chevelu peut rendre les plus grands services. On se rappelle la communication de Tripier en 1902, où il rapporta plusieurs cas de méningites enrayées par cette méthode. Nous avons mentionné plus haut un de ceux-ci, celui de cette petite fille chez laquelle l'application précoce de vésicatoires amena la guérison et qui mourut un an et demi plus tard de méningite tuberculeuse, alors que le vésicatoire ne fut appliqué que trop tard, à un moment où il existait déjà des convulsions et du strabisme. On sera donc toujours autorisé à employer cette méthode à la phase prodromique ; mais le fait précédent et beaucoup d'autres nous apprennent qu'il est inutile quand les symptômes méningitiques ont éclaté d'infliger une vaine souffrance au malade.

Au cours de la maladie, on prescrit habituellement le calomel à doses fractionnées et l'iodure de potassium. Faut-il attribuer à ce dernier certaines guérisons, et en particulier, celle du malade de Jansen ? Cet auteur le pense du moins : son patient prit des doses énormes du médicament, doses qui ont varié de 8 à 40 grammes par jour. Pendant la durée des symptômes méningitiques, celui-ci en absorba en tout 950 grammes, et cela sans inconvénient appréciable.

Rationnel aussi est l'essai des diverses médications antituberculeuses : gaiacol, créosote (Thomalla), iodoforme (Rossini a obtenu une guérison par injections rachidiennes d'huile iodoformée), les tuberculines? (cas de Don), la zomothérapie. Au sujet de cette dernière, Richet et Roux ont fait des expériences assez intéressantes : 20 chiens furent inoculés aseptiquement par ponction de la membrane occipito-atloïdienne : sur 11 chiens soumis au régime de la viande crue, 3 ont survécu. Sur les neuf nourris avec de la viande cuite, un seul n'est pas mort, et encore a-t-il été tué par une injection de tuberculine, tandis que les animaux ayant reçu de la viande crue ont résisté à cette injection.

Mais on a tenté de s'attaquer plus directement encore au processus méningé par la ponction lombaire et par les interventions chirurgicales.

Ponction lombaire. — Pour ce qui est de la ponction lombaire, les avis sont très partagés. Marfan la condamne en tant que procédé thérapeutique et il ne lui reconnaît d'utilité qu'au point de vue du pronostic. M. Mouisset a, dans un cas, observé une aggravation rapide et la mort après la ponction lombaire. Pfaundler conseille de la pratiquer pour atténuer momentanément les effets de l'hypertension ; elle peut amender pendant un temps certains symptômes : retour plus ou moins durable de la connaissance, atténuation de la céphalée, des contractions, amélioration du pouls et de la respiration (Duret). Dans un cas de Guinon, mentionné par Pellagot (thèse de Paris, 1902), on observait après chaque ponction lombaire la régularisation des pulsations préalablement irrégulières. Voici enfin ce que dit O'Koths *(Therapeutische Monatshefte*, 1900, n° 9) : « Dans la méningite tuberculeuse la ponction est d'une certaine utilité ; la somnolence disparaît, les patients sortent de leur apathie, demandent à manger, les douleurs s'interrompent, les pupilles réagissent de nouveau. Bref, on note une amélioration passagère qu'il ne faut pas dédaigner. » Dubreuil (thèse de Bordeau, 1904) a observé dans 5 cas sur 15 une amélioration et une sédation passagère des symptômes.

De tout cela, il ressort que la ponction lombaire est un moyen simplement palliatif n'agissant que par la décompression qu'elle amène, mais sans action sur le processus morbide lui-même. Comme l'a dit M. Weill : « La ponction lombaire est utile contre l'hydrocéphalie : elle ne guérit pas la méningite, mais lui permet d'évoluer à sec. L'hydrocéphalie gène la circulation et détermine une ischémie plus ou moins étendue, et concourt, pour une part importante, aux altérations diffuses des centres nerveux, et en particulier ce ramollissement si fréquemment observé autour des ventricules. La ponction lombaire précoce prévient cette désorganisation ischémique. »

Marfan, Sicard et d'autres ont essayé d'injecter après la ponction des liquides antiseptiques dans l'espace sous-arachnoïdien sans en obtenir aucun résultat. Weill a tenté les injections d'air stérilisé (thèse de Baills, Lyon, 1896) et n'a obtenu que des améliorations passagères et des survies de huit à dix jours; il n'a observé aucun cas de guérison.

Interventions chirurgicales. — On a été plus loin, on a pratiqué de véritables opérations. Nous ne les rappellerons que pour mémoire, car toutes, dans la méningite généralisée commune du moins, ne donnèrent que des insuccès. Ce sont : la trépanation simple, la ponction ventriculaire à travers le lobe frontal ou le lobe temporal, le drainage du lac arachnoïdien postérieur, le drainage du lac sylvien (Chipault et Poirier), le drainage sous-arachnoïden de la moelle. Dans toutes ces interventions, on était guidé par l'idée

d'amener une décompression durable et de réaliser
surtout une mise à l'air des lésions, en espérant un aussi
bon résultat qu'on obtient quelquefois dans la péritonite tuberculeuse. Toutes ces méthodes n'ont donné
que des déceptions. Aussi, dans les méningites diffuses
l'intervention chirurgicale n'est-elle plus à conseiller.

Il n'en est pas de même dans les méningites en
plaques localisées à la convexité. Ces formes, qui se
rapprochent d'ailleurs des tumeurs cérébrales, sont
justiciables de la chirurgie. L'intervention peut amener
de réelles améliorations, sinon la guérison. Voici un
cas de Chipault, où l'intervention, bien qu'ayant été
incomplète, puisqu'elle n'atteignit pas la lésion, amena
cependant une sédation évidente.

OBSERVATION LXXVIII

(Clin. Raymond, IV, p. 18, 1900.)

R... Auguste, trente-six ans, maçon; rien de remarquable
dans ses antécédents.

20 janvier 1897. Dans la nuit, crise d'agitation extrême.
Courbature persistante au réveil; il n'a pas uriné dans son
lit.

Trois semaines après, il ressent brusquement une douleur à la
main et au bras gauches qui gagne le tronc; le malade se sent
défaillir, sa parole s'embarrasse, il est contraint de s'asseoir. La
connaissance lui reste toutefois, et il constate que sa main est
agitée de mouvements désordonnés, le bras et l'avant-bras res-
tant immobiles. A la suite de l'accès, le malade ressent une
violente courbature; sa main gauche reste incapable de tout
mouvement, les doigts étant inertes. Au début, crises toutes les
trois semaines. En juin 1897, six mois après le premier accès,

P... entre à l'hôpital. Il en a maintenant tous les jours, ordinairement vers 5 heures du matin.

Amyotrophie de la main consécutive.

Opération par Chipault (janvier 1898). A la dure-mère, on ne trouve rien d'anormal. On referme.

Amélioration, les mouvements des doigts redeviennent possibles.

Mais le 5 mai, pneumonie. Mort le 10 mai.

A l'autopsie. — On trouve une plaque de méningite granuleuse de la dimension d'une pièce de 2 francs environ, de consistance dure, comme de la corne, adhèrant fortement aux circonvolutions sous-jacentes et les comprimant ; la plaque méningée couvre la frontale ascendante tout entière, le pied des première et deuxième circonvolutions frontales sur 2 centimètres environ, et la partie postérieure de la troisième circonvolution frontale.

Dans des cas semblables, qui présentent d'ailleurs bien peu de points communs avec la méningite tuberculeuse ordinaire, on est autorisé, semble-t-il, à proposer l'opération et à en attendre de bons résultats.

RÉSUMÉ ET CONCLUSIONS

Il existe un certain nombre de cas indéniables de méningite tuberculeuse guérie. Ceux-ci sont beaucoup plus fréquents chez l'adulte (4/5 de cas environ), parce que chez lui les formes localisées sont moins rares.

En effet, la granulie à détermination méningée prédominante ne guérit jamais. La méningite commune (granulation le long des vaisseaux avec exsudat à la base) est à peu près toujours mortelle : les cas de guérisons publiés sont d'une extrême rareté (Barth et

Jansen). C'est dans la forme localisée (méningite en plaque, tuberculose avec méningite pérituberculeuse) que la terminaison heureuse est le moins exceptionnelle.

Enfin, il semble bien qu'il existe à côté de ces formes classiques, des méningites moins graves, légères, et dont l'existence a été révélée dans ces dernières années par les divers procédés diagnostiques de laboratoire. Il est difficile d'être fixé sur la nature véritable de ces processus méningés, relativement bénins, en l'absence d'autopsies. Peut-être s'agit-il d'une éruption granulique extrêmement discrète. Poncet pense que de tels faits entrent dans le cadre de la tuberculose inflammatoire : il a fait soutenir cette idée dans la thèse de son élève Bouclier.

Parmi les cas de guérison connus, il y a lieu de distinguer des rémissions plus ou moins longues répondant à des formes prolongées de méningites tuberculeuses et des guérisons véritables.

L'étude des procédés thérapeutiques nous a montré que nous ne connaissions que des moyens palliatifs. Il n'y a donc pas, à proprement parler, de curabilité de la méningite tuberculeuse. C'est au moment des rémissions qu'il faudra veiller et intervenir en imposant au malade une hygiène sévère et en le soumettant aux règles habituelles du traitement général de la tuberculose. La production d'une de ces rémissions devra laisser beaucoup d'espoir. Il faudra ordonner le repos intellectuel absolu, la vie au grand air — on pourra en outre, ainsi que le recommandent Carrière et Lhôte, prescrire l'iodure de potassium à petites doses chaque jour ; on luttera contre la constipation en donnant de temps en temps un peu de calomel. Et ainsi, si l'on ne peut revendiquer la guérison de la première atteinte, peut-être pourra-t-on espérer mettre autant que possible le malade à l'abri d'une récidive qui, elle, serait bien probablement mortelle.

CONCLUSIONS

I. Certains auteurs (Jansen, Concetti) ont voulu attribuer au liquide céphalo-rachidien une action bactéricide. D'autres, au contraire, comme Allaria, lui ont attribué une action favorisante sur le développe- ment des bactéries.

Nos expériences nous permettent de conclure que le liquide céphalo-rachidien n'a jamais une action favorisante. Mais, d'une façon générale, il n'est pas non plus bactéricide. Dans tous les cas, il constitue un milieu très pauvre en matériaux nutritifs ; les microbes s'y développent peu abondamment : leurs cultures y prennent quelquefois un aspect particulier, dont le plus caractéristique est l'état grumeleux — correspondant au microscope à un certain degré d'agglutination (charbon, diphtérie, staphylocoque doré).

Pour quelques microbes (diphtérie) ou échantillons d'espèces (Eberth), il semble bien qu'il y ait une action dysgénésique, empêchante, peut-être bactéricide.

II. Les observations de méningite guérie sont nombreuses à l'heure actuelle. Cela tient, d'une part, à ce que la ponction lombaire nous a fait connaître une foule de formes légères et bénignes, autrefois rangées

dans le cadre du méningisme — et, d'autre part, à ce
que des interventions thérapeutiques mieux dirigées
ont permis d'obtenir des guérisons dans des cas réel-
lement graves.

Il y a donc : 1° des méningites spontanément bénignes et elles rentrent pour la plupart dans le groupe
des réactions méningées aseptiques (séreuses et puri-
formes) ; 2° des méningites curables (au sens étymo-
logique du mot).

III. La guérison est d'ailleurs souvent incomplète :
des séquelles diverses (paralysies, troubles sensoriels,
troubles mentaux, etc.) ont été signalées. D'autre part,
le pronostic éloigné reste toujours incertain, par la
prédisposition à des localisations nerveuses ultérieures
à l'occasion de diverses infections ou intoxications.

IV. Les diverses méningites aiguës non tubercu-
ses peuvent affecter la forme cérébro-spinale. Mais,
parmi les méningites cérébro-spinales, la méningite
méningococcique mérite une place spéciale.

Son pronostic est extrêmement variable (mortalité
de 20 à 95 o/o). La base du traitement est toujours
constituée par la combinaison des bains chauds et de
la ponction lombaire. Dans les cas graves, les injections intra-veineuses et surtout intra-rachidiennes de
métaux colloïdaux pourront rendre des services appré-
ciables. Le traitement par le sérum spécifique est
encore à l'étude, mais semble déjà donner des résultats intéressants.

V. La plupart des maladies infectieuses peuvent se

compliquer, à un moment donné, de méningite. C'est ici que les formes bénignes sont le plus fréquentes : cependant les formes graves ne sont pas rares. Le traitement a encore ici pour base les bains chauds et la ponction lombaire répétée.

La méningite syphilitique réclame impérieusement le traitement mercuriel intensif. Dans ces conditions, la guérison est la règle. En présence des cas douteux il sera toujours prudent d'appliquer la même médication.

VI. Dans la méningite otogène, la précocité du diagnostic a la plus grande importance et c'est la ponction lombaire, pratiquée à la moindre alerte, qui donnera les renseignements nécessaires. L'intervention sera décidée dès le diagnostic posé.

Dans tous les cas la suppression du foyer infectieux auriculaire est le point essentiel. Si l'examen du liquide céphalo-rachidien permet de penser qu'il s'agit de méningite septique, il ne faudra pas s'en tenir là. Si les indications sont nettes, si l'on pense trouver un foyer de méningite localisée, il faudra combiner l'incision de la dure-mère cranienne et le drainage des espaces arachnoïdiens avec la ponction lombaire. Si l'on ne trouve pas d'indications opératoires précises, si la méningite semble diffuse d'emblée, il vaudra peut-être mieux recourir au simple drainage rachidien par la ponction lombaire et agir sur l'infection méningée par les injections intra-rachidiennes d'élec-trargol.

Dans le cas où l'examen du liquide céphalo-rachi-

dien permet de penser à une réaction méningée aseptique, outre la suppression du foyer infectieux causal,
il suffira de pratiquer la ponction lombaire répétée et
surtout on devra se garder de faire aucune injection
intra-rachidienne colloïdale ou autre qui ne ferait
qu'aggraver les accidents.

VII. Même importance de la précocité du diagnostic
dans la méningite traumatique.

Les méningites consécutives aux lésions de la voûte
sont moins graves que celles qui surviennent après les
lésions de la base (celles de l'étage antérieur ayant
elles-mêmes un pronostic meilleur que celles des étages
moyens et postérieurs).

L'intervention doit avoir théoriquement pour but
de détruire le foyer infectieux et d'établir un drainage
de la cavité arachnoïdienne.

Dans les lésions de la voûte on se basera sur le siège
du traumatisme pour faire une large trépanation,
mettre à nu et inciser la dure-mère. Pour les autres
cas, on se basera sur les symptômes localisateurs
quand ils existent : quand il n'y en a pas, la trépanation temporale bilatérale avec drainage consécutif
est la meilleure conduite à tenir.

VIII. Il existe des cas indéniables de méningites
tuberculeuses guéries : la plupart se sont rencontrés
chez des adultes (4/5). Jusqu'à présent il faut considérer de tels faits comme des exceptions. D'ailleurs,
certaines formes seules, sont susceptibles de guérir.

En effet, la granulie à localisation méningée prédominante (forme surtout infantile) ne guérit jamais. La forme commune (granulations le long des vaisseaux, exsudat à la base) est à peu près toujours mortelle.Les formes localisées (méningite en plaque, tuberculome avec méningite pérituberculeuse) sont celles où la terminaison heureuse est le moins exceptionnelle. Peut-être, enfin, existe-t-il des formes légères, discrètes, plus souvent bénignes, ainsi que tendrait à le prouver la multiplicité des cas de guérison publiés depuis l'emploi des procédés de diagnostic de laboratoire.

Souvent il ne s'agit que de guérisons temporaires, de rémissions plus ou moins longues en rapport avec des formes prolongées de la méningite tuberculeuse. Mais il existe aussi des cas de guérison véritables, avec le sens, toutefois, qu'il convient de donner à ce mot quand il s'agit de manifestations bacillaires.

Au point de vue thérapeutique, on ne connaît que des moyens palliatifs.

Le traitement hygiéno-diététique a une grande importance au moment des rémissions pour éviter, dans la mesure du possible, une récidive, qui serait fatalement mortelle.

INDEX BIBLIOGRAPHIQUE

Généralités. — Méningites diverses.

Achard et Paisseau, Méningite guérie *(Tribune médicale*, Paris, 1904, 2, XXXVI, 103).

Adenot, Recherches bactériologiques sur un cas de méningite microbienne *(Archives de médecine expérimentale*, 1889, p. 688).

Allaria (G.-B.), *Ricerce sull azione del liq. c. r. sopra alcuni microorganismi pathogèni*.

— Essai sur les propriétés physico-chimiques et sur la physiogenèse du liquide cérébro-spinal *(Archives de médecine des enfants*, avril et mai 1905).

Antony, Utilité de la ponction lombaire dans les différenies formes de méningite aiguë *(Archives de médecine et pharmacie militaires*, 1903).

Babinski, Curabilité de la méningite aiguë par la ponction lombaire *(Journal de médecine*, Paris, 1903, p. 267).

Brassart, *Méningite séreuse* (thèse de Lille, 1903).

Buck (de), *la Ponction lombaire* (Rapports au Ier Congrès belge de neurologie et de psychiatrie, Liège, 28-30 septembre 1905).

Cade, Un cas de méningite cérébrale aiguë suivie de guérison *(Province médicale*, 1900, XIV, 109-114).

Cardamatis (J.-P.), Contribution à l'étude des méningites chez l'enfant *(Archives de médecine des enfants*, juin 1905).

Ceconi (A.), Studio fisico-chimico sul. liquid. c. r. norm. et path. importanze diagn. et thérap. della punctur lumbal *(Riv. critica di clinico medica*, 8, 15, 22, 29 juillet, 5 et 12 août 1905).

Chabbert (L.), *Réactions méningées aiguës aseptiques* (thèse Paris, 1908).

Concetti, *Méningites aiguës non tuberculeuses* (XIIIe Congrès international des sciences médicales, Paris, 1900).

Courtois-Suffit et Beaufumé, Méningite cérébrale purulente compliquée d'érysipèle de la face chez un syphilitique. Lymphocytose du liquide céphalo-rachidien *(Gazette des hôpitaux,* 1904).

Courtellemont, *Contribution à l'étude des accidents nerveux consécutifs aux méningites aiguës simples* (thèse de Paris, décembre 1904).

Dana (Ch.-L.), Formes communes de la méningite et leurs caractères cliniques. Etude plus particulière de la méningite séreuse *(The journal nervous and mental disease,* 1900 ; *Archives de neurologie,* XIX, p. 518).

Desanti (E.), *Du collargol dans les maladies infectieuses* (thèse de Paris, 1904-1905).

Demange, *Cyto-diagnostic* (thèse de Paris, 1901-1902).

Dupré, *Manuel de médecine Debove-Achard,* article Ménin- gite.

Ferary, *Contribution au traitement des méningites cérébrales non tuberculeuses* (thèse de Lyon, 1898).

Gay, Du sérum antidiphtérique dans la pneumonie et dans la méningite infectieuse, polivalence des sérums *(Gaz. degli ospedali,* 1903, p. 1287).

Grasset, Méningite guérie *(Semaine médicale,* 1894, p. 105).

Guinard, *Rachicocaïnisation* (Société de chirurgie, 1901).

Guinon (G.), *Traité de médecine Bouchard-Brissaud,* article Méningite.

Haushalter (P.), Psychose transitoire chez un enfant, avec troubles du langage, à la suite d'une méningite aiguë *(Archives de médecine des enfants,* mai 1905).

Hutinel, *Traité Brouardel-Gilbert,* article Méningite, p. 375 et suiv.

Jansen, *Méningite séreuse* (Congrès de Moscou, 1897, section d'otologie).

Krönig, *la Ponction lombaire dans le traitement des méningites purulentes* (Société de médecine berlinoise, 5 février 1902).

Lamouroux, *Contribution à l'étude du méningisme* (thèse de Paris, 1902).

Lannois, Lesieur et P. Gauthier, *Action du liquide céphalorachidien sur les microorganismes* (Société de biologie, juillet 1908).

Laurent, Procédé simple de lavage du cerveau et de la moelle *(Bulletin thérapeutique,* 1906, p. 669).

Mathieu (C.), *Contribution à l'étude de la ponction lombaire dans les différents processus méningés* (thèse de Lyon 1903-1904).

Meunier (de Paris), *Méningite provoquée par le bacille Pfeiffer* (Société de biologie, 6 janvier 1900).

Mouisset, Méningite guérie *(Lyon médical,* 1902).

Œttinger et Malloizel, Méningite, suite de septicémie streptococcique. Guérison à la suite d'injections intraveineuses et intrarachidiennes de collargol *(Presse,* 1906, p. 133).

Patoir et Dehon, Méningite séreuse. Recherches *(Echo médical du Nord,* 15 janvier 1905).

Pauly, *Méningite grippale* (Société médicale des hôpitaux de Lyon, 9 mai 1902).

Pautrier et Simon, *Réaction méningée aseptique* (Société médicale des hôpitaux de Paris, 22 novembre 1907).

Porot, Pathologie des méninges *(Revue de médecine,* 10 janvier 1908).

Ravaut et Aubourg, *Rachicocaïnisation* (Société de biologie, 1901).

Remlinger, *Méninges, leur résistance à l'infection* (Société de biologie, 7 juillet 1906 ; *Presse,* 1906, p. 443).

Renaud (D.), *Complications des méningites cérébro-spinales aiguës non tuberculeuses* (thèse de Paris, 1904-1905).

Rosenthal, Méningite séreuse apoplectiforme. Ponction lombaire immédiate avec évacuation presque totale. Guérison *(Presse,* 1906 ; Société de l'Internat, 26 juillet 1906).

Roux, Méningite purulente guérie *(Lyon médical,* 1903).

Taillens, *Méningisme par ascarides* (Société vaudoise de médecine, 7 avril 1906 ; *Presse,* 1906, p. 345).

Troisier et Brulé, *Sur un cas de guérison rapide de méningite aiguë à formule lymphocytique* (XXXVIe session, Association française pour l'avancement des sciences, Reims, août 1907).

Variot, Méningite et ponction lombaire *(Journal de médecine interne,* Paris, 1904).

Vincent, *Valeur diagnostique de la ponction lombaire dans les méningites* (thèse de Bordeaux, 1906).

Wertheimber (Th.), Uber diagnost. und thérap. Wert der

Lumbalpunktion bei der Meningitis *(Münch. med. Woch.*, 7 juin 1904).

WIDAL et PHILIBERT, *Méningite puriforme aseptique à polynucléaires intacts. Bénignité du pronostic* (Académie de médecine, 30 avril 1907).

Méningites secondaires.

ACHARD et PAISSEAU, *Accidents méningés avec lymphocytose arachnoïdienne dans la fièvre typhoïde* (Société médicale des hôpitaux, 21 avril 1904).

ADENOT, Thèse de Lyon, 1889.

BENSAUDE et RIVET, Un cas de méningite syphilitique aiguë *(Archives générales de médecine*, 1904).

BOIDIN (L.) et WEILL (P.), Méningite syphilitique secondaire aiguë *(Presse médicale*, 1907, p. 681).

BRASSART, *Méningites consécutives aux infections intestinales chef l'enfant* (thèse de Lille, 1902-1903).

BRISSAUD et BRÉCY, *Symptômes de méningite aiguë, guérison par le traitement antisyphilitique* (Société médicale des hôpitaux de Paris, 1902).

CHAUFFARD et BOIDIN (L.), *Deux cas de méningite lymphocytique au cours des oreillons* (Société médicale des hôpitaux de Paris, 25 mars 1904).

— *Un nouveau cas de méningite lymphocytique au cours des oreillons* (Société médicale des hôpitaux de Paris, 6 mai 1904).

CHAUFFARD et RENDU, *Méningite zonateuse tardive dans un cas de zona ophtalmique* (Société médicale des hôpitaux de Paris, 8 février 1907).

CLAISSE et JOLTRAIN, *Méningite aiguë syphilitique avec guérison* (Société médicale des hôpitaux de Paris, 21 février 1908).

COTTON, *Méningite à bacilles de Lœffler* (Assoc. méd. Améric., 6-8 juin 1906).

DABOUT, *Formes méningitiques de la fièvre typhoïde* (thèse de Paris, 1901-1902).

DROUET (H.), *la Méningite aiguë syphilitique* (thèse de Paris, 1904-1905).

DUBREUILH, *la Ponction lombaire à l'hôpital des enfants de Bordeaux, actes statistiques*, novembre 1900-mai 1904 (thèse de Bordeaux, 1903-1904).

Dufour et Giroux, *De quelques symptômes nerveux au cours de la scarlatine, leucocytose du liquide céphalo-rachidien* (Société médicale des hôpitaux de Paris, 31 mars 1905).

Feliciano (Ad.), *Méningite ourlienne* (thèse de Paris, 1906-1907).

Gaillard et d'Œlsnitz, *Méningite aiguë syphilitique rapidement guérie par les injections de benzoate de mercure* (Société médicale des hôpitaux de Paris, 12 juin 1903).

Gaucher et Malloizel, Syphilis secondaire rebelle au mercure survenant par poussées cutanées accompagnées d'accidents méningés *(Bulletin de la Société française de dermatologie*, 1907, p. 83).

Giraudet, *Complications méningées de la fièvre typhoïde chez l'enfant* (thèse de Bordeaux, 1904-1905).

Hugot, Méningite à bacille d'Eberth *(Lyon médical,* avril 1899).

Jeanselme et Sézary, *Lymphocytose céphalo-rachidienne et formule sanguine chez les syphilitiques* (Société de biologie, 15 février 1908).

Laure (L., d'Hyères), Sur un cas de méningisme avec aphasie au cours et au déclin d'une fièvre typhoïde chez un enfant de dix ans *(Revue neurologique,* 1908, p. 109).

Laval, *Méningisme typhique* (thèse de Paris, 1899-1900).

Le Gendre et Terrien, *Méningite atténuée au cours d'une grippe, lymphocytose* (Société médicale des hôpitaux de Paris, 6 mai 1904).

Leroux, *Méningite spinale suppurée au décours d'une scarlatine* (Société de pédiatrie, 24 novembre 1905).

Monod (R.), *Réactions méningées chez l'enfant* (thèse de Paris, 1902-1903).

Mosny et Malloizel, la Méningite saturnine *(Revue de médecine,* 1907).

Mosny et Pinard, *Méningite saturnine aiguë* (Société médicale des hôpitaux de Paris. 27 mars 1908).

Netter, *Formes méningées de la fièvre typhoïde. Leur fréquence et leur importance pronostique* (Société médicale des hôpitaux de Paris, 21 avril 1904).

—	*Signification pronostique des symptômes méningés dans la fièvre typhoïde* (XIIIᵉ Congrès international des sciences médicales, 1900).

—	*Fièvre typhoïde à forme de méningite cérébro-spinale*

(Société médicale des hôpitaux de Paris, 1er février
1901).

Nobécourt, *Méningite et broncho-pneumonie infantiles* (Société de pédiatrie, 17 mars 1903).

Nobécourt et Brelet, *Méningite ourlienne avec lymphocytose*
(Société de pédiatrie, 21 novembre 1905).

Pfuhl et Walter, Méningites grippales *(Deutsch. med. Woch.*,
6-13 février 1896).

Rufus I Cole, Méningite typhoïdique *(The Johns Hopkins Hospital report*, vol. XII, p. 378-410, 1904).

Schutze (A.), Sur la présence du bacille d'Eberth dans le
liquide céphalo-rachidien des typhiques *(Berlin. klin.
Woch.*, 20 novembre 1905).

Sicard et Roussy, Méningite aiguë cérébro-spinale syphilitique.
Evolution sept mois après le chancre et au cours du
traitement spécifique ; cytologie du liquide céphalo-
rachidien. Autopsie *(Revue de neurologie*, 1904,
p. 491).

Sylvester (Ch.-P.), Fièvre typhoïde compliquée de méningite
chez un enfant *(Boston med. and surg. Journ.*, 24 mars
1904).

Troisier, *Curabilité de la méningite typhoïdique et méningisme* (Société médicale des hôpitaux de Paris, 4 mai
1900).

Voisin (R.), *les Méninges au cours des infections aiguës res-
piratoires* (thèse de Paris, 1904).

Widal et Lesourd, *Méningite aiguë terminée par la guérison*
(Société médicale des hôpitaux de Paris, 27 fevrier
1902).

Méningite otogène.

Aleander (G.), Ueber die chirurgische Behandlung der octo-
genen meningitis *(Deutsch. med. Woch.*, 28 septembre
1905).

Barker, *Méningite cérébro-spinale, ponction lombaire, guérison* (Société royale de médecine de Londres, 28 janvier 1908).

Botey (R.), Un cas de méningite et de thrombophlébite des
deux sinus caverneux d'origine otitique, ouverture de
l'oreille moyenne et du crâne avec drainage de la
cavité arachnoïdienne ; mort *(Revue hebdomadaire de
laryngologie, otologie, rhinologie*, 24 mars 1906).

BOUYER fils (de Cauterets), Otite interne primitive et méningite *(Presse médicale*, 1906, p. 329).

CLAOUÉ, Méningite suppurée d'origine otique *(Annales des maladies de l'oreille*, février 1908, p. 158).

COLLINET, Méningite d'origine otique guérie par évidement pétro-mastoïdien *(Revue de neurologie*, 1906, p. 940).

CROCKETT, A case of acute meningitis, operation, recovery *(Boston med. and Surg. Journal*, 25 janvier 1906).

CHEVALIER JACKSON, Différenciation du méningisme et de la méningite au point de vue otologique *(Journal of the Americ. Med. Assoc.*, 30 mars 1907).

DESHAYES (J.), *Méningite cérébro-spinale otique* (thèse de Paris, 1906-1907).

DUFOUR et LENORMANT, *Méningite cérébro-spinale aiguë consécutive à une otite sans mastoïdite. Trépanation hâtive. Hernie du cerveau. Guérison* (Société médicale des hôpitaux, 31 janvier 1908).

FISCHER, Un cas de méningite otogène guérie *(Prag. med. Woch.*, 1903, n° 14).

FRIEDRICH, Du traitement chirurgical de la méningite cérébro-spinale d'origine otique *(Deutsch med. Woch.*, 4 août 1904).

GRADENIGO, Diagnostic et traitement de la leptoméningite d'origine otique *(Arch. f. Ohrenheilk, t. XLVII).

HEINE, *Opérations sur l'oreille*, Berlin, 1904.

— Pronostic de la méningite otogène *(Kleinvrich Woch,* n° 4, 1906).

HENNEBERT, Traitement chirurgical de la méningite d'origine otique *(Presse oto-laryngologique belge*, 1905, n° 9).

HINSBERG, Du traitement opératoire de la méningite suppurée *(Zeitschrift f. Ohrenheilk*, p. 26, 1905).

JANSEN, *Méningite séreuse devenue séro-purulente, retour à la forme séreuse* (Congrès de Moscou, 1897).

— *Méningite séreuse en voie de transformation purulente* (Congrès de Moscou, 1897).

KANDER, Méningite consécutive à un empyème du sinus sphénoïdal. Guérison *(Med. Klinik,* 21 juillet 1907).

KIEL, Traitement chirurgical de la méningite cérébro-spinale otogène *(Deutsch. med. Woch*, n° 32, 1904).

KNAPP, Otite moyenne purulente avec complications intra-craniennes, ponction lombaire, guérison *(Arch. of otology*, vol. XXXIII, n° 6).

LABBÉ et FROIN. *Un cas de méningite atténuée d'origine otique au cours de la fièvre typhoïde* (Société médicale des hôpitaux de Paris, 9 janvier 1903).

LANNOIS et PERRETIÈRE, De la méningite otogène et de sa curabilité *(Lyon médical,* 1906, t. II, p. 253).

LAPOINTE, Rapport Legueu (Société de chirurgie ; *Bulletin et Mémoires,* 1907, p. 154).

LAFITE-DUPONT (J.-A.), Méningite dans un cas de labyrinthite fongueuse ; trépanation du labyrinthe ; craniectomie guérison ; paralysie faciale consécutive, suture du facial à l'hypoglosse *(Gazette hebdomadaire des sciences médicales de Bordeaux,* 15 octobre 1905).

LAURENS (G.), *Chirurgie oto-rhino-laryngologique,* Paris, 1906, p. 320.

LAURENS (Paul), *Guérison d'une méningite aiguë généralisée septique d'origine otique par les injections intra-rachidiennes d'électrargol* (Société médicale des hôpitaux de Paris, 15 novembre 1907).

LECÈNE, Méningite séreuse guérie par la trépanation *(Revue de chirurgie,* 1902, 10 janvier).

LECÈNE et BOURGEOIS, la Méningite séreuse d'rigine otique *(Presse médicale,* juin 1902, p. 591).

LEGUEU, *Attico-antrotomie dans un cas de méningite otique suppurée* (Société de chirurgie, 6 février 1907).

LERMOYEZ et BELLIN (L.), Contribution à l'étude de la cure chirurgicale de la méningite purulente généralisée otogène *(Annales des maladies de l'oreille,* octobre 1904).

— *Cure chirurgicale de la méningite aiguë otogène* (Congrès international d'otologie, Bordeaux, août 1904).

LEURET et LAFITE-DUPONT, De la méningite cérébro-spinale d'origine otique, un cas à forme foudroyante *(Gazette hebdomadaire des sciences médicales de Bordeaux,* 11 juin 1905).

LINN EMERSON, Un cas de méningite séreuse prise pour un abcès du cerveau. opération, guérison *(The Laryngoscope,* juillet 1906).

LUC, *Presse oto-rhino-laryngologique belge,* 1905, n° 9.

MANASSE (P.), Ueber die operative Behandlung der otitischen Meningitis *(Zeitschr. f. klin. Med.,* LV, 1904).

MASSARY (E. de) et WEIL (P.), *Réaction méningée aseptique au cours d'une otite moyenne suppurée ; intégrité des polynucléaires, guérison* (Société médicale des hôpitaux de Paris, 11 octobre 1907).

MONER, *Diagnostic de la méningite otogène, sa curabilité* (thèse de Lyon, 1907).

NEUMANN, *Début d'une méningite otogène, labyrinthite, opération, guérison* (Société autrichienne d'otologie, 28 janvier 1907).

POPOFF, *Traitement chirurgical de la méningite suppurée* (thèse de Montpellier, 1906).

PRUVOST, *Méningites traumatiques et otiques* (thèse de Nancy, 1902).

ROYET (G.), Méningites cérébro-spinales d'origine otique (thèse de Paris, 1905).

SCHULTZ, Contribution à l'étude de la méningite otogène (*Arch. f. Ohrenheilk.*, t. LVII).

SIEBENMANN, *Méningite consécutive à une otite moyenne, opération, guérison* (Bâle, Association centrale des Médecins suisses, mai 1904).

SIEUR, Trois cas d'abcès du cerveau et considérations relativement au traitement chirurgical des complications endocraniennes d'origine otique (*Arch. intern. de laryngologie et d'otologie, juillet-août* 1907, p. 16).

STANCULEANU et NATTAN-LAURIER, Méningite cérébro-spinale consécutive à une otite à pneumocoques (*Progrès médical*, 7 septembre 1901).

WICART, Les méningites foudroyantes d'origine otique (*Progrès médical*, 8 juin 1907).

Méningite traumatique.

AMBERGER, Hémi-lésion de la moelle cervicale supérieure par instrument piquant ; début de méningite ; opération ; guérison (*Beiträge z. klin. Chir.*, XLVIII, 1).

BARTH (de Dantzig). Un cas de méningite spinale suppurée traitée par une double laminectomie (30e Congrès de la Société Allemande de Chirurgie, avril 1901 ; *Semaine médicale*, 1901, p. 123).

BERGER, *Méningite suppurée post-opératoire, guérie par une intervention chirurgicale* (Société de Médecine de Paris, 2 mars 1897).

CHIPAULT, *Traité de Chirurgie Le Dentu-Dalbet.*

CURSCHMANN (H.), Sur la méningite traumatique (*Deutsch. med. Woch.*, 14 juillet 1904).

HAMBARTZOUMIAN, *Accidents méningés consécutifs aux corps étrangers de l'orbite* (thèse de Nancy, 1901-1902).

HAMAIDE, *Blessure des méninges, du cerveau et du ventricule latéral gauche par corps étrangers ayant pénétré par l'oreille ; méningite ; trépanation ; guérison* (Soc. clin. des Hôpit. de Bruxelles, 13 juillet 1903).

HIRSCHEL, Contribution à l'étude de la trépanation dans la méningite *(Beiträge z. klin. Chir.*, XLV, 2).

JABOULAY, *Méningite au début. Trépanation. Issue du liquide céphalo-rachidien. Guérison*, 1893.

KUMMEL, Traitement opératoire de la méningite purulente *(Arch. f. klin. Chir.*, LXXVII, 1904-1905).

MARION, *Chirurgie du système nerveux*, Paris.

MESLIER, *Contribution à l'étude des méningites consécutives aux fractures de la base du crâne* (thèse de Paris, 1907).

MIGNON, *Traitement chirurgical d'une méningite consécutive à une fracture de la base du crâne* (Société de chirurgie, 27 avril 1904).

MOTY, Trépanation et drainage arachnoïdien dans la méningite *(Echo médical du Nord*, 1898, p. 159).

PÉAN, Plaie de l'orbite et du crâne par balle, monoplégie flasque. Trépanation. Méningite circonscrite. Guérison. *(Bulletin de l'Académie de médecine*, 28 novembre 1893, t. XXX, p. 267).

POIRIER, *Fracture de la base du crâne compliquée de méningo-encéphalite et traitée par la trépanation* (Société de chirurgie, 16 janvier 1901).

POPOFF, *Contribution à l'étude du traitement chirurgical de la méningite suppurée* (thèse de Montpellier, 1906).

PRUVOST, *Formes curables des méningites otitiques et traumatiques.*

SCHLESINGER, Traitement opératoire de la méningite traumatique (Société de médecine berlinoise, 30 octobre 1907 ; *Semaine médicale*, 1907, p. 540).

WEISS, Méningite traumatique enrayée par la trépanation (Société de médecine de Nancy ; *Compte rendu*, 1901-1902, 27-29).

Méningite cérébro-spinale.

ABBOTT, Note on the occurence of epidemic cereb. spin. meningitis in Philadelphie 1904-1905 *(University of Pensylvania med. Bull.*, mai 1905).

Agatston (S.-A.). Report of case of cereb. spinal meningitis lumbar puncture, purulent cerebrospinal fluid ; perfect recovery *(New-York med. Journ.*, 4 février 1905).

Albrecht et Ghon, Méningite cérébro-spinale *(Wien. klin. Woch.*, 1902, n° 46).

Arbeiten über die übertragbare Genickstarre in Preussen, im Jahre 1905, in-8°, Iéna, 1906.

Babinski, *Méningite cérébro-spinale subaiguë à polynucléaires. Ponction lombaire. Guérison* (Société médicale des hôpitaux de Paris, 31 octobre 1907).

— *Méningite cérébro-spinale traitée avec succès par la ponction lombaire* (Société médicale des hôpitaux de Paris, octobre 1902).

Barth et Mauban, *Un cas de méningite cérébro-spinale traitée par les injections de collargol* (Société médicale des hôpitaux de Paris, 16 juin 1905).

Blavot, *Traitement de la méningite cérébro-spinale épidémique* (thèse de Paris, 1902).

Boinet, Méningite cérébro-spinale *(Archives générales de médecine*, 1905).

— De la méningite cérébro-spinale *(Marseille médical,* 1er juillet 1905).

Breton et Vansteenberghe (P.), Deux cas de méningite cérébro-spinale *(Echo médical du Nord*, 24 décembre 1905).

Cahen, *Méningite cérébro-spinale guérie* (Société clinique des hôpitaux de Bruxelles, 19 novembre 1906).

Chauffard, *Presse médicale*, 6 mai 1905.

Chailly, *Méningite cérébro-spinale. Séquelles nerveuses* (thèse de Lyon, 1905).

Comby, *Un cas bénin de méningite cérébro-spinale* (Société de pédiatrie, 16 avril 1907).

Dévé, Méningite cérébro-spinale ; arthrite suppurée à méningocoque. Guérison (Société de médecine de Rouen, 1906 *Province*, 1906, p. 128).

Donclan (J.), A case of cerebro-spinal meningitis ; lumbar puncture ; recovery *(Brit. med. Journ.*, 27 mai 1905).

Dow (E.-L.), The treatment of meningococcus meningitis in the first medical divisio of Bellevue Hospital (New-York) during the early summer of 1905 *(Med. Record*, 31 mars 1906).

Edlefsen (G.), Das jodsaure Natrium und die cereb.-spin. Meningitis *(Berlin. klin. Woch.*, 29 janvier 1906).

Escherich, Méningite ; son traitement par la pyocyanase (Société impériale royale de médecine de Vienne. 16 juin 1906 ; *Presse médicale*, 1906, p. 441).

Flexner, Sérothérapie antiméningococcique *(Semaine médicale*, 1906, p. 560).

Freeman, l'Antipyrine contre la méningite cérébro-spinale épidémique *(Semaine médicale*, 1902, p. 184).

Garnier, *les Surdités méningitiques, particulièrement chez les adultes* (thèse de Lyon, 1907).

Gaussel, la Guérison histologique de la méningite cérébro-spinale *(Revue neurologique*, 1906).

— Le Pronostic de la méningite cérébro-spinale *(Province médicale*, 1906, p. 88).

Griffon, *Confirmation histologique de la guérison complète d'un cas de méningite suppurée* (Société anatomique, 12 février 1904).

Heine, Complications oculaires de la méningite cérébro-spinale *(Berlin. klin. Woch.*, 19 juin 1905).

Hogner (R.), Mercuric chlorid. intraveinously a intramusculary for epidemic cereb.-spin. meningitis *(Améric. Med.*, 12 août 1905).

Huber (F.), A preliminary report on the use of diphteria antitoxin in epidemic cereb.-spin. mening *(Med., News*, 15 avril 1905).

Jehle (L.), l'Epidémie de méningite cérébro-spinale à Orlau (Silésie autrichienne *(Wien. klin. Woch.*, 21 juin 1905).

Jochmann, Sérodiagnostic et sérothérapie de la méningite cérébro-spinale *(Deutsch. med. Woch.*, 17 mai 1906).

Jouty Une complication auriculaire de la méningite cérébro-spinale épidémique *(Annales des maladies de l'oreille*, avril 1906).

Kolle et Wassermann, Essais de préparation d'un sérum antiméningococcique et détermination de son pouvoir antitoxique *(Deutsch. med. Woch.*, 19 avril 1906).

Lair, *Eléments de diagnostic et de pronostic dans les méningites cérébro-spinales* (thèse de Paris. 1902-1903).

Launois et Camus, *Méningite cérébro-spinale bénigne à marche cyclique chez des adolescents* (Société médicale des hôpitaux de Paris, 28 juin 1901).

Lenhartz (H.), Zur Behandlung der epidem. Genickstarre *(Münch. med. Woch.*, 21 mars 1905).

Leszynsky (W.-M.), Epid. cereb.- spin. mening. clinical report

and analysis of special sympt. in 30 cases with re-
marks of the treatment (*Med. Record*, 3 mars 1907).

LEYDEN (Von), l'Épidémie actuelle de méningite cérébro-spinale
en Allemagne (*Semaine médicale*, 1905, p. 225).

MOIZART et GRENET, *Méningite cérébro-spinale accompagnée de
surdité temporaire et terminée par la guérison* (Société médicale des hôpitaux de Paris, décembre 1902).

NETTER, *Curabilité de la méningite cérébro-spinale suppurée*
(Société médicale des hôpitaux, 11 mai 1900).

OSBORNE, The treatment of cereb.-spin. meningitis (*New-York
med. Journ.*, 17 février 1906).

PAPILLON et ESCHBACH, *Méningite traitée avec succès par les
injections intra-rachidiennes de collargol* (Société de
pédiatrie, 16 janvier 1906).

PEABODY (G.-L.), The treatment of epid. cereb.-spin. mening.
with injections of diphteria antitoxin (*Med. Record*,
13 mai 1905).

PINAULT, *Formes frustes de méningite cérébro-spinale dite épidémique* (thèse de Paris, 1900-1901).

RADMANN, *Semaine médicale*, 1907, p. 333.

RENDU, *Méningite cérébro-spinale à symptômes atténués* (Société médicale des hôpitaux de Paris, 3 mai 1901).

ROJANSKY (W.-M.), Traitement de la méningite cérébro-spinale
épidémique par les bains chauds (*Presse médicale*,
1904, p. 680).

ROLLESTON et ALINGHAM (H.-W.), Un cas de méningite cérébro-
spinale traitée par la laminectomie et l'incision de la
dure-mère dans la région dorsale ; drainage, guérison
(*Lancet*, 1899, p. 8891).

RUHEMANN, Zur Behandlung der epidem. Genickstarre (*Berlin.
klin. Woch.*, 1er mai 1905).

SABRAZÈS, Sur la curabilité des méningites aiguës (*Gazette
hebdomadaire des sciences médicales de Bordeaux*,
1903, p. 103-106).

SAINTON et VOISIN, Séquelles psychiques des méningites cérébro-spinales aiguës (*l'Encéphale*, I, n° 3, mai-juin
1906).

SCHNIRER, Rapport sur l'épidémie de méningite cérébro-spinale
de Galicie en 1905 (*Semaine médicale*, 1905, p. 622).

SCHONE, Traitement de 30 cas par le sérum antiméningococcique (*Therapie der Gegenevart*, février 1907).

SEIBERT, L'acide salicylique contre la méningite cérébro-spinale (*Med. Record*, 17 juin 1905).

Sevestre, *Méningite cérébro-spinale guérie sans séquelles* (Société de pédiatrie, janvier 1906).

Sicard, *Méningite cérébro-spinale ambulatoire curable* (Société médicale des hôpitaux de Paris, 19 avril 1901).

Stockton, Treatment of cereb.-spin. fever *(Albany med. Ann.,* mars 1905).

Teitelbaum (A.), *le Pronostic de la méningite cérébro-spinale* (thèse de Montpellier, 1906).

Vansteenberghe et Gryzez, Méningocoque. Contribution à son étude *(Annales de l'Institut Pasteur,* 25 janvier 1906).

Vohryzek, La pilocarpine contre la méningite cérébro-spinale *(Semaine médicale,* 1905, p. 330).

Vorchutz, Traitement de la méningite cérébro-spinale par la méthode de Bier *(Semaine médicale,* 1907, p. 153).

Widal et Ramond, *Méningite à méningocoques. Injection intra-rachidienne de collargol ; guérison* (Société médicale des hôpitaux de Paris, 1906, p. 952).

Widal, *les Suites éloignées de la méningite cérébro-spinale* (Société médicale des hôpitaux de Paris, décembre 1902).

Wolff (A.-J.), Diphteria antitoxin in cereb.-spin. mening *(Amer. Med.,* 13 mai 1905).

Waitzfelder (E.), The treatment of epid. cereb-spin. mening. by diphteria antitoxin *(Med. Record,* 11 mars 1905).

Zaguelmann, *Méningite cérébro-spinale épidémique* (thèse de Paris, 1905).

Zupnik (L.), Ponctions lombaires multiples contre la méningite cérébro-spinale épidémique *(Semaine médicale,* 1906, p. 462).

Méningites tuberculeuses.

Achard. Société médicale des hôpitaux de Paris, 1905.

Ardoin, *Un cas de guérison presumée de méningite tuberculeuse et un cas de guérison de tumeur blanche par les injections articulaires* (Congrès pour l'étude de la tuberculose, 1898, Paris, p. 854-859).

Armand-Delille, *Rôle des poisons du bacille de Koch dans la méningite tuberculeuse et la tuberculose des centres nerveux* (thèse de Paris, 1903).

— *Méningite à bacilles de Koch et à méningocoques* (Société de pédiatrie, 16 avril 1907).

Avanzino, Guérison d'un cas de méningite tuberculeuse *(Rif. med. an XIX,* n° 34, p. 936, 26 août 1903).

Baills (A.), *Contribution à l'étude du traitement chirurgical de la méningite tuberculeuse. Ponction lombaire suivie de l'injection d'air stérilisé* (thèse de Lyon, 1896).

Barjon et Cade, *Note sur la cytologie du liquide céphalo-rachidien dans les méningites tuberculeuses* (Société médicale des hôpitaux de Lyon, 1902, p. 331).

Barth, Méningite tuberculeuse guérie *(Bulletin de la Société anatomique,* 1879).

— Un cas de guérison de méningite tuberculeuse chez un enfant *(Münch. med. Woch.,* 27 mai 1902).

Bezançon et Griffon, *Recherches sur le degré de virulence des liquides de la pleurésie franche et de la méningite tuberculeuse* (Société de biologie, 1er février 1903).

Bondet, *Sur la guérison de la méningite tuberculeuse* (Société médicale des hôpitaux de Lyon, 1902).

Bouclier, *Méningopathies d'origine tuberculeuse* (thèse de Lyon, 1903).

Carrière et Lhote, les Rémissions prolongées de la méningite tuberculeuse chez l'enfant *(Revue de médecine,* juillet 1905).

Cheney (W.-R.), Tuberculous meningitis *(Journal of the Am. med. Assoc.,* 20 mai 1905).

Claisse, *Un cas de guérison de méningite tuberculeuse* (Société médicale des hôpitaux de Paris, 12 mai 1905).

Cruchet, Valeur diagnostique et thérapeutique de la ponction lombaire dans la méningite tuberculeuse de l'enfant *(Journal d'obstétrique, de gynécologie et de pédiatrie pratiques.* novembre 1905).

— Méningite tuberculeuse du bulbe d'origine périphérique avec rémission de deux ans simulant la guérison *(Revue de neurologie,* 1902, p. 1077).

Davy, Recovery from tuberculosus meningitis *(Brit. med. Journ.,* London, 1903).

Don (A.), Sur un cas de méningite tuberculeuse traitée par la tuberculine : guérison ; récidive et mort *(Brit. med. Journ.,* 8 juin 1907).

Dujardin-Beaumetz, *Méningite tuberculeuse guérie* (Société médicale des hôpitaux de Paris. 1878).

Duret, *Interventions chirurgicales* (Congrès international de la tuberculose, Paris, 1905).

Galliard, *Méningite aiguë récidivante terminée par la guéri-*

son (Société médicale des hôpitaux de Paris, 14 novembre 1902).

GILLARD (F.), Méningite tuberculeuse au cours d'une granulie ; polynucléose rachidienne *(Archives générales de médecine*, 1906, n° 23).

GILROY (James), Notes sur le traitement de la méningite tuberculeuse *(Lancet*, 30 janvier 1904, p. 295).

GOLDAN, Un cas de méningite tuberculeuse guérie par la ponction lombaire *(America medicine*, 27 décembre 1902).

GROSS, Pronostic de la méningite tuberculeuse *(Berlin. klin. Woch.*, 18 août 1902).

HENKEL, Un cas de méningite cérébro-spinale tuberculeuse guérie *(Münch. med. Woch.*, 1900. n° 23, p. 799).

JANSEN, *Vederl. Tijdsch. v. Geneeskunde*, 29 février 1896.

JEMMA, Sur la curabilité de la méningite tuberculeuse *(Pediatria*, novembre 1907).

JELLINEK (S.), *Méningite tuberculeuse guérie à la suite d'une ponction lombaire* (Société des médecins de Vienne, juin 1904).

LANDOWSKI et CLARET, Polynucléose dans trois cas de méningite tuberculeuse *(Archives générales de médecine*, août 1907).

L'HÔTE (L.), *Des rémissions prolongées dans la méningite tuberculeuse* (thèse de Lille, 1904).

LUGEOL (D.), Un cas de méningite tuberculeuse terminée par la guérison *(Journal de médecine de Bordeaux*, 1887-1888).

MADELAINE, *Contribution à l'étude de la méningite tuberculeuse en plaques* (thèse de Paris, 1902).

MARAGLIANO, Mening. tuberculare del punto di vista clinico e terapeutico *(Gaz. degli Osped.*, 10 janvier 1904).

MÉNÉTRIER. *Accidents méningitiques chez un malade atteint de tuberculose pulmonaire chronique ; apparition brusque d'une phlegmatie du membre inférieur gauche coïncidant avec la disparition complète des symptômes de méningite* (Société médicale des hôpitaux de Paris, 19 janvier 1900).

MERMANN (F.), Curabilité de la méningite tuberculeuse *(Beiträge z. klin. Chir.*, 1903).

MICHELI (F.), La coloration du sang frais par le Sudan III pour le diagnostic différentiel entre la méningite purulente et la méningite tuberculeuse *(Giornale della R. Acad. di Torino*, 1907, juin, n°s 5-6, p. 199).

Monnier, *Des méningites tuberculeuses en plaques à forme torpide* (thèse de Paris, 1899).

Mouisset, *Méningite tuberculeuse, ponction lombaire, aggravation, mort* (Société médicale des hôpitaux de Lyon, 1902).

Niclot, *A propos de la curabilité de la méningite tuberculeuse* (Société médicale des hôpitaux de Lyon, 1902).

Noguès, *Pseudoméningite hystérique simulant une méningite tuberculeuse chez une fillette de douze ans* (Congrès des médecins aliénistes et neurologistes de Toulouse, août 1897).

Ovazza, Observ. de guérison de méningite tuberculeuse *(Riforma medica*, 1ᵉʳ septembre 1906).

Pagès et Ardin-Delteil, la Curabilité des processus méningés tuberculeux devant les nouveaux procédés d'exploration clinique *(Montpellier médical*, 10 janvier 1904, p. 25-33 ; 17 janvier 1904, p. 68-74 ; 24 janvier 1904, p. 89-100).

Pauly, Méningite tuberculeuse sans réaction leucocytaire du liquide céphalo-rachidien *(Lyon médical*, 1906, t. II, p. 100).

Parrenin, *Contribution à l'étude des cas de méningite tuberculeuses considérées comme guéries* (thèse de Bordeaux, 1903).

Poncet et Dor, Société nationale de médecine de Lyon. 26 novembre 1902.

Renon (L.) et Tixier (L.), *Examen cytologique négatif dans un cas de méningite tuberculeuse. Présence d'une notable quantité d'albumine dans le liquide céphalo-rachidien* Société médicale des hôpitaux, 8 juin 1906).

Richet et Roux (Ch.), *Traitement de la méningite tuberculeuse expérimentale par la zomothérapie* (Société de biologie, 22 juin 1901).

Riebold (G.), Méningite tuberculeuse curable *(Journal des praticiens*, 1906, p. 729).

Rilliet et Barthez, 1891, t. III, p. 1022.

Robinson (Canby), Sur la présence du bacille tuberculeux dans le liquide spinal dans la tuberculose des méninges, avec le rapport d'une série de cas *(Bull. of the ayer clinical laboratory of the Pennsylvania Hospital*, décembre 1907).

Rocaz, Méningite tuberculeuse probable. Guérison apparente.

Variations de la formule cytologique du liquide céphalo-rachidien *(Presse*, 1901, p. 195, II).

Rocaz, La méningite tuberculeuse est-elle curable ? *(Annales de la polyclinique de Bordeaux*, n° 1, janvier 1903).

Rossini (A.), Un caso di mening. cereb.-spin. tubercul. guarito con le inieroni epidurali ed endoneva di iodo *(Clinica moderna*, 21 septembre 1904).

Russe (J.), *Essai sur les indications opératoires de la méningite tuberculeuse, et plus particulièrement de l'hémiplégie qu'elle provoque* (thèse de Paris, 1904).

Sepet, Les méningites tuberculeuses curables *(Médecine moderne*, 9 juillet 1902).

Serafidi, Le traitement de la méningite tuberculeuse par la ponction lombaire *(Revue de thérapeutique médico-chirurgicale*. Paris, 1904).

Sicard, Société médicale des hôpitaux de Paris, 1905.

Siredey et Tinel, *Méningite tuberculeuse sans nodules tuberculeux avec nombreux bacilles dans la gaine des vaisseaux* (Société médicale des hôpitaux de Paris, 15 mars 1907).

Tedeschi, Sur un cas de méningite tuberculeuse *(Gaz. degl. Ospedali*, 20 août 1905, XXVI. p. 1045).

Thiroloix, L'intervention chirurgicale comme moyen de diagnostic et de traitement de la méningite tuberculeuse *(Journal de clinique et de thérapeutique infantiles*, Paris, 1895).

Thomalla, Un cas de guérison de méningite tuberculeuse *(Berl. klin. Woch.*, 16 juin 1902).

Tripier, Guérison de la méningite tuberculeuse à sa période prodromique par l'emploi répété de vésicatoires sur le cuir chevelu *(Province médicale*. 1902, n° 29).

Tuberculose des méninges. Interventions chirurgicales (Congrès international de la tuberculose, Paris, 1905).

Vaquez, *Méningite tuberculeuse suivie de guérison* (Société médicale des hôpitaux de Paris, 29 mai 1905).

Variot, Etude statistique de la mortalité par méningite tuberculeuse *(Clinique infantile*, 15 novembre 1903, p. 44-47).

— Un cas de méningite tuberculeuse chez un nourrisson. De la mortalité des enfants par méningite tuberculeuse *(Médecine moderne*, 7 janvier 1903).

— Le diagnostic de la méningite tuberculeuse et la ponction lombaire *(Presse*. 1903, 10 juin, p. 429).

— Le traitement chirurgical de la méningite tuberculeuse

    (Journal de clinique et de thérapeutique infantiles,
1894).

VEYRAT, *Traitement chirurgical de la méningite tuberculeuse*
(thèse de Lyon, 1894).

WEILL, Société médicale des hôpitaux de Lyon, 1902.

— *Précis de médecine infantile,* 2ᵉ édition, collection Testut.

WIDAL et LE SOURD, *Virulence du liquide céphalo-rachidien
au cours de la méningite tuberculeuse* (Société de biologie, 26 juillet 1902).

TABLE DES MATIÈRES

Lyon. — Imprimerie A. REY et Cⁱᵉ, 4, rue Gentil. — 49244